Werner Winkler

Was Sie über Zink und Zinkmangel wissen sollten

Werner Winkler

Was Sie über Zink und Zinkmangel wissen sollten

Wichtige Informationen für Ihre Gesundheit

Shaker Media

Bibliografische Information der Deutschen Nationalbibliothek
Die Deutsche Nationalbibliothek verzeichnet diese Publikation in der Deutschen Nationalbibliografie; detaillierte bibliografische Daten sind im Internet über http://dnb.d-nb.de abrufbar.

Printed in Germany.

ISBN 978-3-95631-494-0

Shaker Media GmbH • Postfach 101818 • 52018 Aachen
Telefon: 02407 / 95964 - 0 • Telefax: 02407 / 95964 - 9
Internet: www.shaker-media.de • E-Mail: info@shaker-media.de

Inhaltsverzeichnis

Hinweis: Verlag und Autor können keine Haftung für evtl. Folgen übernehmen, die sich aus Anwendung der Inhalte dieses Buches ergeben. Falls Sie auf Präparate zurückgreifen, achten Sie stets auf die Informationen der Packungsbeilage. Wenn Sie Medikamente einnehmen oder chronisch krank sind, besprechen Sie eigentherapeutisches Vorgehen unbedingt vorher mit Ihrer Ärztin oder Ihrem Arzt.

Über den Autor

Werner Winkler, geboren 1964 in Stuttgart, arbeitete nach einer handwerklichen Ausbildung mehrere Jahre als Papierwaren- und Buchhändler in seinem Heimatort Fellbach-Schmiden bei Stuttgart. Durch eine ehrenamtliche Tätigkeit im "Arbeitskreis Leben e.V." (Begleiter Suizidgefährdeter) angeregt, absolvierte er ab 1995 eine Zusatzausbildung als Psychologischer Berater. In seiner Beratungspraxis wurde er früh auf die psychisch-mentalen Wirkungen von Vitaminen und Mineralstoffen, insbesondere von Zink, aufmerksam und beschäftigt sich seitdem intensiv mit diesem Themenfeld.

Mehr unter: www.wernerwinkler.de

Vorwort

Dieses Büchlein ist die Zusammenfassung dessen, was ich in den letzten 20 Jahren gesammelt, überprüft und als wissenswert erkannt habe. Wie ich 1996 auf das Thema Zinkmangel aufmerksam wurde, erzähle ich in Kapitel 10.

Ich hoffe, die Informationen zu Zink und Zinkmangel und die praktischen Tipps helfen Ihnen, Ihre Gesundheit oder die Ihrer Familie zu erhalten oder wieder herzustellen.

Werner Winkler, im Sommer 2016

1. Woran erkennt man Zinkmangel?

Zinkmangel kann sich in unterschiedlichsten Beschwerden äußern. Da Zink in jeder Körperzelle vorhanden ist und unser Körper keinen Vorrat besitzt (wie etwa bei Calcium oder Eisen), wirkt sich häufig schon leichter Zinkmangel in typischen Beschwerden aus.

Leichter bis mittlerer Zinkmangel ist im Blut meist nicht zu erkennen. Deshalb raten Experten zu einem „ex-juvantibus-Test", d.h. einer Zinkkur, wie später beschrieben und zu paralleler Beobachtung, ob sich die Beschwerden durch die Erhöhung der Zinkzufuhr bessern. *"Wenn Zink hilft, war es ein Zinkmangel."*– so lautet nach Prof. Dr. H. P. Bertram die Faustregel.

Mögliche Merkmale für Zinkmangel
Beginnenden Zinkmangel kann man u.a. an folgenden Beobachtungen und Beschwerden erkennen (bei sich selbst und bei anderen):

- Antriebslosigkeit, Gereiztheit
- schlechter Zustand von Haut und/oder Haaren
- Tränensäcke unter den Augen, die nicht weggehen
- weiße Flecken oder Querrillen in den Fingernägeln
- schlechtes Namens- oder Fachwortgedächtnis
- lange Suche nach Wörtern, stockende Sätze
- Ängste, Depressionen
- Schlaf- und Aufwachstörungen
- schlechte oder wechselnde Handschrift
- Gelüste auf zinkreiche Lebensmittel (Rindfleisch, Kakao, Cashews, Nüsse, Austern)
- Gedankenstörungen, sonderbare Gedanken und Vorstellungen
- unangenehmer, ungewohnter Körpergeruch trotz normaler Hygiene

Schwerer Zinkmangel
Schweren Zinkmangel erkennt eine kundige Ärztin, Apothekerin oder Heilpraktikerin (bei entsprechenden Kosten für die Laboranalyse) im Blut oder aus dem offensichtlichen Zustand eines Menschen wie auf folgenden Bildern zu sehen:

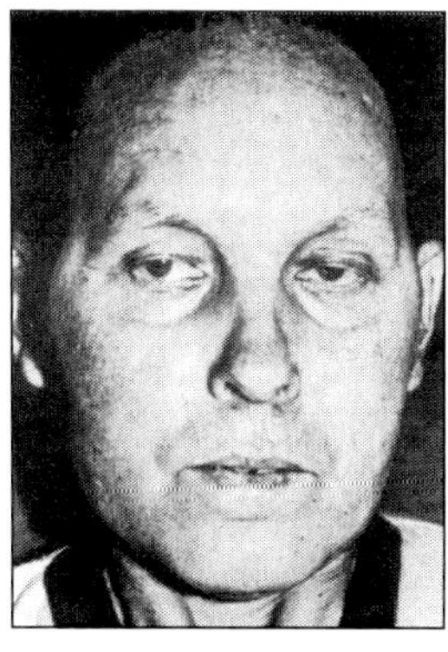

(1) Dieses Bild zeigt einen Patienten mit Zinkmangel, hervorgerufen durch eine irrtümlich zinkarm hergestellte künstliche Ernährung. Es sind meines Wissens die einzigen Bilder, die dokumentieren, was geschieht, wenn nur das Zink massiv reduziert wird, alle anderen Nährstoffe aber ausreichend zugeführt werden.

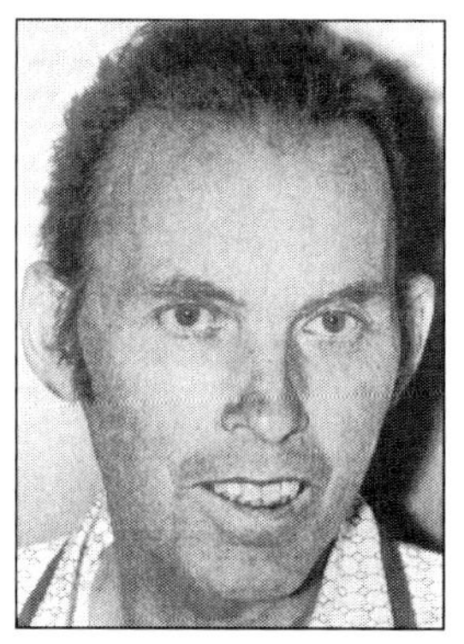

(2) Derselbe Patient nach mehreren Wochen, in denen er zusätzlich 20 mg Zink am Tag verabreicht bekam.
(aus: Holtmeier/Kruse-Jarres: Zink. Wissenschaftliche Verlagsgesellschaft Stuttgart, 1991)

Verwendung der Fotos mit freundlicher Genehmigung von Prof. Seeling.

Zur Entstehungsgeschichte der Fotos
Prof. Dr. med. Wulf Seeling und Kollegen aus der Universitätsklinik Ulm beschrieben 1982 (in: Med-Welt, Bd. 33, Heft 11, 1982, Schattauer, Stuttgart) ei-

nen Patienten mit Dünndarminfarkt, dessen Zustand sich nach viermonatiger künstlicher Ernährung zusehends verschlechterte.

Zu den Symptomen zählten u.a. Durchfall, Hautprobleme, teilweiser Haarausfall, starker Juckreiz, mangelnder Durst und Hunger, eine allgemeine Abwehrschwäche, sowie auffällige psychische Beschwerden (ängstlich-depressiv, Rückzug, passives Verhalten). Als man (durch einen glücklichen Zufall in Form eines Forschers, der die Zinkwerte aller Patienten auf dieser Station analysierte) auf den extrem niedrigen Zinkstatus des Patienten aufmerksam wurde, erhöhte man die tägliche Zinkzufuhr um ca. 20 mg.

Nach wenigen Wochen besserten sich nicht nur die oben beschriebenen körperlichen Beschwerden – auch sein psychischer Zustand änderte sich: Er wurde gesprächig, zog sich nicht mehr zurück und ergriff Aktivitäten. Seine Stimmungslage war wieder gehoben, sein Verhalten kooperativ. Aus dieser Entwicklung schloss man 'ex juvantibus' (Diagnose nach erfolgreicher Behandlung), dass die erhöhte Zinkzufuhr als hauptsächliche Ursache der eingetretenen Besserung gelten kann.

Keine sicheren Erkennungsmerkmale

Zinkmangel wird wohl auch deshalb häufig übersehen, weil es kein sicheres Einzelmerkmal dafür gibt. Fast sämtliche sichtbaren Beschwerden könnten auch andere Ursachen haben. So achtet etwa der Hautarzt nur auf die schlechte Wundheilung, dem Hausarzt fällt eher auf, dass ein Patient häufiger unter einem anfälligen Immunsystem leidet, die Familie bemerkt, dass die Mutter seit längerer Zeit nicht mehr gut schläft und morgens nur noch schwer in die Gänge kommt, in der Schule werden die Noten des Kindes schlechter, im Gespräch mit dem Psychotherapeuten ist von Depressionen, Ängsten und Suizidgedanken die Rede. Beim Augenarzt wird klar, dass man eine stärkere Brille braucht und der Rat lautet, abends keine weiten Strecken mehr mit dem Auto zu fahren.

Dass aber alle diese Beschwerden durch das Fehlen eines einzelnen Nährstoffs ausgelöst werden bzw. kuriert werden könnten, ist für viele, die davon zum ersten Mal hören, meist schwer zu glauben. “So einfach kann es doch nicht sein.”, lautet dann die Meinung, die davon ausgeht, dass schwere Beschwerden (wie Depressionen, heftige Hautprobleme oder gar Suizidgedanken) auch irgend eine “schwere” Ursache haben müssten.

Kleine Unterschiede – große Veränderungen

Paul Watzlawick hat schon in den 1960er-Jahren herausgefunden, dass kleinste Veränderungen einen bedeutenden Unterschied auslösen können – zum Guten wie zum Schlechten. Wenn wir uns daran erinnern, wie schlecht es uns nur dadurch gehen kann, dass wir für einige Stunden zu wenig trinken, dann wird klar, wie abhängig unser Körper von so simplen Dingen wie Wasser ist. Anders ausgedrückt: dass Zinkmangel die Ursache für eine Beschwerde sein kann, erkennt man daran, dass mehr Zink diese Beschwerde bessert. Auf diese einfache Regel werde ich später noch genauer eingehen.

Kann Heißhunger auf zinkreiche Lebensmittel ein Hinweis auf Zinkmangel sein?

Immer wieder habe ich in den letzten Jahren davon gehört, dass die Lust auf zinkreiche Lebensmittel (etwa auf dunkle Schokolade, Rindfleisch oder Cashewkerne) deutlich zurück ging, nachdem der Zinkbedarf auf anderem Weg gezielt gedeckt wurde.

Dies lässt darauf schließen, dass sich unser Körper sehr wohl „merkt“, in welchen Lebensmitteln welche Inhaltsstoffe enthalten sind und diese bei erhöhtem Bedarf bzw. Mangel gezielt anfordert. In meinem Buch „Heißhunger is(s)t gesund“ habe ich zahlreiche Hinweise für 32 Mineralstoffe und Vitamine gesammelt und für diese These (dass Heißhunger ein adäquater Hinweis auf Mangelzustände sein kann) über die Jahre reichlich Zustimmung bekommen.

Von afrikanischen Elefanten ist bekannt, dass sie regelmäßig lange Strecken wandern, um an bestimmten Stellen mineralstoffreiche Erde zu essen – eine besondere Art von Heißhunger, aber sicher gesund, sonst würden diese intelligenten Tiere nicht solche Strapazen auf sich nehmen. Dass auch Menschen in Extremsituationen Erde essen, könnte ein verzweifelter Versuch sein, bestimmte lebenswichtige Stoffe aufzunehmen.

Wer seine Nahrung nicht selbst auswählen kann, ist jedoch der Möglichkeit beraubt, seinem Bedarf bzw. seinen Gelüsten entsprechend Nährstoffe zuzuführen. Hier sind nicht nur Patienten im Krankenhaus, sondern auch Kantinenbesucher, Altenheimbewohner und Kinder betroffen. Je breiter dagegen die Auswahl (z.B. auf einem Frühstücksbüffet), desto höher die Chance für den Einzelnen, sich eine ausgewogene Mischung zusammenzustellen.

Unter www.heisshungertest.de können Sie drei Signalgeber (Heißhunger, Beschwerden, Risikofaktoren) intuitiv auswerten. So lässt sich der individuelle und aktuelle Bedarf an 32 Nährstoffen eingrenzen, bevor man kostspielige Laboranalysen durchführt. Der Test ist kostenlos und anonym. Er wurde seit 2003 schon viele Zehntausend Mal genutzt (auch in Praxen).

2. Zink als lebensnotwendiger Nährstoff unter anderen

Mineralstoffe und Vitamine sind Nährstoffe, die unser Körper (bis auf wenige Ausnahmen) nicht selbst herstellen kann. Sie müssen deshalb regelmäßig zugeführt werden, normalerweise über die Nahrung. Diese Tatsache ist erst seit etwas mehr als 100 Jahren bekannt. Über Zink weiß man sogar erst seit 1939, dass es für uns Menschen lebensnotwendig ist. Welche Hinweise nun auf welchen Mangel hindeuten oder warum man manchmal mehr Zink verliert als normalerweise – auch welche Krankheiten aus Zinkmangel resultieren und welche damit geheilt werden können – alles das ist noch relativ neues Wissen.

Als Anhaltspunkt für eine Reihenfolge der Wichtigkeit (auf welche der lebenswichtigen Mineralstoffe und Vitamine Sie besonders acht geben sollten) kann Ihnen die folgende Abstufung dienen. Zink zähle ich hier bewusst zur wichtigsten Gruppe:

Gruppe 1 (extrem wichtig):
Jod, Vitamin B12, Vitamin C, Zink

Gruppe 2 (sehr wichtig):
Magnesium, Selen, Vitamin D, Vitamin A, Vitamin E

Gruppe 3 (wichtig):
Biotin, Bor, Calcium, Chrom, Eisen, Fluorid, Folsäure, Kalium, Kupfer, Lithium, Mangan, Molybdän, Natrium, Niacin, Pantothensäure, Phosphor, Schwefel, Silizium, Vanadium, Vitamin B6, Vitamin B2, Vitamin B1, Vitamin K

Kein Zinkvorrat im Körper
Sobald wir mehr Zink verbrauchen als aufnehmen, fehlt es irgendwo im Körper und die von Zink ab-

hängigen Enzyme (über 200) oder Proteine können Schaden nehmen, bzw. funktionieren nicht mehr optimal. Ebenso benötigt unser Gehirn offenbar regelmäßig ausreichend Zink. Als Vergleich: Wenn ich einem ansonsten einwandfreien Auto nur eine Portion Luft aus den Reifen lasse oder die Batterie herausnehme, wird es nicht mehr wie gewohnt funktionieren.

Zinkmangel über Generationen vererbt?

Immer wieder taucht Zinkmangel gehäuft in einer Familie oder über mehrere Generationen hinweg auf (und zeigt sich z.B. in psychischen Erkrankungen), obwohl die Ernährung nicht besonders zinkarm ausfällt. Hier könnte eine vererbte Zinkaufnahmestörung im Darm ursächlich der Fall sein, ebenso dann, wenn mir jemand sagt, dass er oder sie die typischen Zinkmangelbeschwerden „schon immer" habe. Wenn man von Kindheit an zu wenig Zink aufnimmt (ob durch eine Darmstörung, hohe Zinkverluste oder zinkarme Ernährung), dann gewöhnt man sich in gewisser Weise an den Zustand der Zinkunterversorgung.

Solche Menschen führen dann häufig ein sehr stilles, reiz- und stressarmes Leben, um (unbewusst) ihre wenigen Zinkbestände zu schonen. Es würde mich nicht wundern, dieses Phänomen gehäuft bei Nonnen und Mönchen oder bei „Einsiedlern" zu finden, die nur mit wenigen Sozialkontakten ein zurückgezogenes Leben bevorzugen.

Interessant in diesem Zusammenhang finde ich auch die Beobachtung, dass Zinkmangel manchmal zu einer stark gesteigerten, verfeinerten Wahrnehmung führt, was dann gerne mit "spiritueller Erleuchtung" verwechselt wird; ich vermute, dass unser Körper hier versucht, alle mentalen Reserven zu mobilisieren, um wieder zinkreichere Nahrung zu finden.

Ein typisches Beispiel für Zinkmangel

Die Frau, zu der die Fingernägel auf dem Foto gehörten, hatte fünf Schwangerschaften hinter sich und lebte mit extrem starkem Stress, als der Verdacht auf Zinkmangel aufkam (Schlafstörungen, Depression).

Sie war, als ich sie zum ersten Mal sprach, extrem depressiv und verzweifelt. Obwohl selbst studierte Psychologin, war ihr ein Zusammenhang zwischen Ernährungsfaktoren, zahlreichen Schwangerschaften (in kurzer Zeit) und ihrem psychischen Zustand nicht in den Sinn gekommen. Bei ihr dauerte es über viele Monate, bis sich die weißen Flecken langsam nach vorne bewegten – und auch, bis sie mental wieder stabil war.

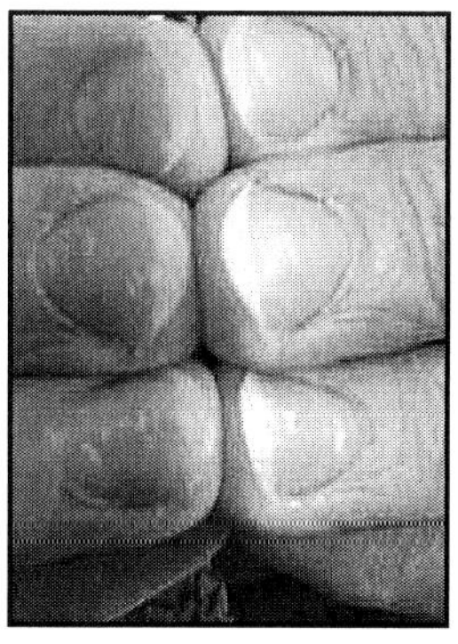

Weiße Flecken in den Fingernägeln als Hinweis auf möglichen Zinkmangel.

Sie blieb aber bei ihrer Zinkkur und dem Entschluss, ihr Leben deutlich zu entstressen. Mit der Zeit wurde sie wieder ganz gesund. Interessanterweise scheinen auch ihre Kinder trotz ausreichend zinkhaltiger Nahrung zeitweise unter Zinkmangel zu leiden, was auf eine vererbte Aufnahmestörung hinweisen könnte. Zusammen mit den Schwangerschaften und dem starken Stress gab es also hier womöglich noch einen dritten Auslöser für die Zinkarmut, so dass sie sich auch weiterhin gut mit Zink versorgt und auf erneute Anzeichen für Zinkmangel achtet. Was ihr nach eigener Auskunft auch half, war die Erhöhung ihrer Lithiumaufnahme durch ein lithiumreiches Heilwasser (Lithium wirkt u.a. psychisch stabilisierend).

3. Die besondere Bedeutung von Zink für uns Menschen

"Nichts funktioniert in unserem Organismus ohne Zink."
(Hans Wagner, Autor und Journalist)

Vermutlich ist zu keinem anderen Mineralstoff in den letzten Jahrzehnten soviel geschrieben und geforscht worden wie zu Zink. Nachdem David Keilin 1939 die Lebensnotwendigkeit einer dritten Stoffgruppe neben Vitaminen und Aminosäuren, also den Mineralstoffen, belegt hatte, interessierten sich Forscher aus aller Welt für dieses Gebiet.

Trotzdem ist zu beobachten, dass in der Öffentlichkeit und sogar unter Medizinern immer noch weitgehende Unkenntnis – zu Mineralstoffen im Allgemeinen und zu Zink im Speziellen – herrscht. Zumindest hat sich herumgesprochen, dass es bei Erkältungen und Pubertätsakne nicht schaden kann, etwas Zink einzunehmen und dass Veganer besonders häufig unter Mangelerscheinungen leiden.

Ein Grund für die zögerliche Verbreitung der neuen Erkenntnisse ist sicher auch, dass sich eine Unterversorgung mit Zink auf so vielfältige Weise zeigen kann – die Liste der möglichen Mangelerscheinungen (vgl. Kap. 12) ist ebenso lang wie die der Berichte, wogegen es angeblich geholfen hat. Genau hier liegt auch eine Chance für den Einsatz des Zinks: generell kann bei sehr vielen Beschwerden auch an Zink als (eigen-)therapeutische Möglichkeit gedacht werden. Absolute Sicherheit, ein wissenschaftlich durch Versuchsreihen abgesicherter Ursache-Wirkung-Zusammenhang steht jedoch häufig noch aus, so dass sich TV-Werbung zumeist verbietet (außer in Bangladesh, wo eine von der Gates-Stiftung unterstützte Hilfsorganisation durch eine landesweite Zink-Kampagne die Säuglingssterblichkeit in Folge von Durchfallerkrankungen deutlich senken konnte).

Deutschland als Zinkmangelrisikogebiet?
Deutschland zählt vermutlich zu den Ländern, in denen viele Menschen ihren durchschnittlichen Tagesbedarf am lebenswichtigen Mineralstoff Zink dauerhaft oder zeitweise nicht über die Nahrung decken. Dazu gehören vor allem Veganer oder Menschen, die sich ohne Rindfleisch und Meeresfrüchte ernähren. Vor Jahren wurde Deutschland zum Zinkmangel-Risikogebiet erklärt, nachdem Forscher an der Universität Jena nachgewiesen hatten, dass die durchschnittliche Zinkaufnahme deutlich unter den damals geforderten 15 mg/Tag lag.

Copenhagen Consensus und „verborgener Hunger"
Der "Copenhagen Consensus" ist ein an der Copenhagen Business School beheimatetes dänisches Projekt, das versucht, auf der Basis von ökonomischen Kosten-Nutzen-Analysen Prioritäten für die wichtigsten Herausforderungen der Menschheit zu setzen. 2008 wurden von dieser Expertenrunde Zink- und Vitamin A-Mangel auf Platz 1 gewählt.

Leider hat sich dieser Aufruf zumindest in Deutschland nicht in praktischem politischem Handeln ausgewirkt – vielleicht, weil man solche Probleme nur in der „3. Welt" angesiedelt sieht. Dass sich auch in den reicheren Ländern viele Menschen nährstoffarm ernähren, ist derzeit nur wenigen bewusst. Der Mineralstoffexperte Dr. Hans Konrad Biesalski von der Universität Stuttgart-Hohenheim nennt diesen Effekt den „verborgenen Hunger". Er tritt immer dann auf, wenn sich jemand zwar mit ausreichend Kalorien und Eiweiß versorgt, jedoch zu wenig der lebensnotwendigen Mineralstoffe und Vitamine zu sich nimmt, z.B. dadurch, dass die Nahrung zu energiereich ist (zu viele Kohlenhydrate enthält und man dadurch satt wird, ehe man ausreichend Mikronährstoffe aufgenommen hat). Mit diesem Effekt lässt sich vielleicht auch manches Übergewicht besser verstehen: Der Körper fordert auch nach der Sättigung weiter Nahrung an, weil er noch mehr Nährstoffe benötigt. Die zusätzlichen Kalorien nimmt er dafür in Kauf, da dies weniger schädlich ist als ein Nährstoffmangel.

4. Ex juvantibus: Wenn Zink hilft, war es ein Zinkmangel

In der Geschichte der Medizin war es ein großer Fortschritt, nach den tatsächlichen Ursachen von Krankheiten zu suchen und nicht blind irgend eine Behandlung (Aderlass, Schröpfen, Verabreichung von giftigem Quecksilber etc.) zu versuchen. Bei Herodot (5. Jhd. v. Chr.) findet sich hier eine schöne Episode: *"Krösus hatte einen stummen Sohn. Die Ärzte kamen von überall her zusammen und gaben verschiedene Ratschläge, wie zum Beispiel diesen: "Der Junge soll nicht umhergehen ohne bedeckten Kopf." Aber binnen Kurzem stimmten sie überein: "Wenn wir nicht den Grund der Krankheit finden, werden wir nicht wissen, wie man den Jungen heilen werden kann."* (nach Herodot I, 84ff)

Das Gegenargument – also dass man auch ohne eine genaue Erkenntnis über die Krankheitsursache auf Verdacht hin behandelt und gesund werden kann – hat der Maler Vincent van Gogh so formuliert: *"Sagt dir jemand, du bist krank, so hilft das nicht viel, sagt aber jemand, tue dies oder jenes und du wirst gesund werden, und ist sein Rat kein Betrug, sieh, so ist es das Wahre, und hilft dann auch."*

Das Vorgehen unter Einbeziehung der ex-juvantibus-Diagnosemöglichkeit setzt also auf testweise Behandlung, auf den probeweisen Versuch. Das kann immer dann nützlich und angeraten sein, wenn die Ursachenlage unklar, die Diagnose teuer und ungenau ist (wie im Fall von möglichem Zinkmangel) oder man schlichtweg nicht weiß, woher eine Symptomatik ursächlich herrührt. Hier kann Erfahrungswissen hilfreich sein, etwa wenn ein Hausarzt aus langjähriger Praxis weiß, dass das Mittel X schon sehr oft gegen Beschwerde Y geholfen hat, auch wenn noch niemand dazu eine Studie gemacht hat.

Im Fall von Zink und Zinkmangel ist die versuchsweise Durchführung einer Zinkkur sowohl preiswert, nebenwirkungsarm, als auch rasch wirksam (falls es ein Zinkmangel war). Finden sich ausreichend vorhandene Risikofaktoren und typische Beschwerden, sollte man einfach den Versuch wagen und eine Zinkkur durchführen. Auf diesem Prinzip baut der Test auf, den ich im nächsten Kapitel vorstelle:

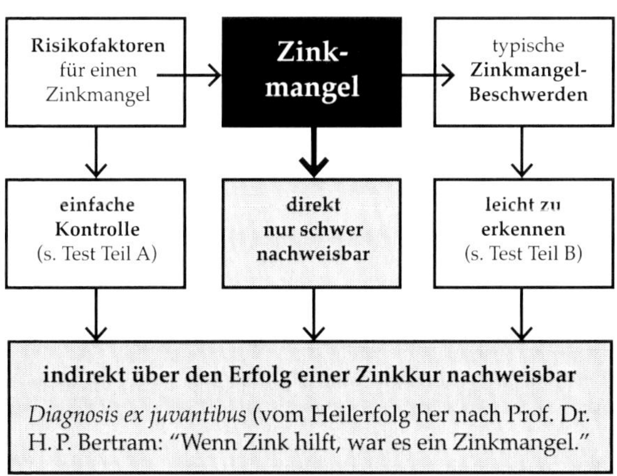

Das Prinzip des Zinkmangelrisiko-Tests

5. Zinkmangelrisiko-Test

Da zumindest eine zeitweise Unterversorgung mit Zink häufig scheint, lohnt es sich praktisch für jeden, sein aktuelles und individuelles Risiko abzuschätzen und im Zweifelsfall eine Zinkkur durchzuführen.

Zinkmangelrisiko-Test

Der folgende Test basiert auf Fragen zu Risikofaktoren für Zinkmangel und typischen Zinkmangel-Folgebeschwerden. Damit lässt sich aus der Erfahrung gut abschätzen, ob es Sinn macht, eine Zinkkur zu versuchen oder nicht.

Die angegebene Zahl hinter der Klammer ist die maximale Punktezahl – trifft also ein Risikofaktor oder eine Beschwerde voll auf Sie zu, vergeben Sie die volle Punktezahl, trifft etwas nur teilweise zu, reduzieren Sie die Punktezahl entsprechend nach eigener Einschätzung (also z.B. nur 3 statt 5 Punkte). Wenn Sie es bequemer mögen, gehen Sie ins Internet auf www.zinktest.de – dort können Sie den Test mit automatischer Auswertung durchführen.

Hinweis: Die Durchführung des Tests und einer Zinkkur ersetzen keine ärztliche oder psychotherapeutische Behandlung. Bitten Sie in Zweifelsfällen Ihre Ärztin, Apothekerin, Heilpraktikerin oder Therapeutin um Unterstützung!

Bitte vergessen Sie auch nicht, dass dieser Test kein „sicherer“ Test ist, sondern nur das widerspiegelt, was Sie (auch für eine andere Person, die Sie gut kennen und deren Zinkmangelrisiko Sie abschätzen möchten) ankreuzen. Ziel ist nur, das Zinkmangelrisiko grob zu bestimmen, nicht, einen tatsächlich vorhandenen Zinkmangel zu ermitteln!

Zinkmangelrisiko-Test Teil A:
Risikofaktoren für Zinkmangel

( ) 5 fleischarme Ernährung (vor allem Rindfleisch und Leber werden vermieden)
( ) 5 Schwangerschaft(en), Stillzeit
( ) 5 Krebs- oder Tumorerkrankungen
( ) 5 starker Alkoholkonsum
( ) 5 Drogenkonsum (z.B. Kokain, Haschisch)
( ) 5 Narkose(n) in jüngster Zeit
( ) 5 Essstörungen, Bulimie, Anorexie
( ) 5 Chemo- oder Strahlentherapie
( ) 4 anhaltender Stress – auch psychischer Art
( ) 4 häufige Fastenkuren oder Diäten
( ) 4 Unterernährung, Mangelernährung
( ) 4 künstliche Ernährung (Astronautenkost) mit weniger als 10 mg Zink/Tag.
( ) 3 Cortison- oder Penicillamin-Einnahme
( ) 3 schweißtreibender Sport, Leistungssportler/in
( ) 3 regelmäßige Saunagänge
( ) 3 Trauerfall im persönlichen Umfeld
( ) 3 Männer: starke sexuelle Aktivität
( ) 3 Frauen: Verwendung der 'Pille'
( ) 2 Monitor- oder Bildschirmarbeitsplatz
( ) 2 Computer als Freizeitbeschäftigung
( ) 2 regelmäßige/r Raucher/in
( ) 2 starke Gewichtsabnahme in jüngster Zeit
( ) 2 häufige Verwendung von Abführmitteln
( ) 2 hohe Calciumaufnahme (z.B. Präparate, Milch, Käse)
( ) 2 körperliche Schwerstarbeit
( ) 1 hohe Magnesiumzufuhr (Präparate, Bananen)
( ) 1 hohe Kupfer- oder Eisenaufnahme (Präparate)
( ) 1 hohe Phytatzufuhr (Bohnen, Vollkorngetreide)

.... Punktezahl aus Teil A (zum Übertragen)

Zinkmangelrisiko-Test Teil B:
Mögliche Zinkmangel-Beschwerden

( ) 5 schwaches Immunsystem
( ) 5 Depressionen, Angstzustände, Phobien
( ) 5 Wochenbettdepressionen nach der Geburt
( ) 5 Suizidgedanken oder Suizidversuche
( ) 5 Schizophrenie, Persönlichkeitsveränderung
( ) 5 Aggressivität, Gereiztheit
( ) 5 starker Haarausfall
( ) 5 anhaltende Hautprobleme (auch Augenringe)
( ) 4 Geruchs- oder Geschmacksstörungen
( ) 4 schlecht heilende Wunden oder offene Stellen
( ) 4 häufige Erkältungen / Grippeanfälligkeit
( ) 4 Nagelveränderungen (z.B. weiße Flecken, Querrillen)
( ) 3 Allergien, Heuschnupfen
( ) 3 Heißhunger auf zinkreiche Lebensmittel – z.B. Kakao, Fleisch, Schokolade, Marzipan, Cashewkerne, Austern
( ) 3 Hörsturz, Tinnitus, Gehörprobleme
( ) 3 Männer: Impotenz, sexuelle Lustlosigkeit
( ) 3 Frauen: prämenstruelles Syndrom
( ) 2 Übergewicht, Fressanfälle
( ) 2 Nachtblindheit, Sehstörungen
( ) 2 andauernde Schlafstörungen
( ) 2 Aufwachprobleme
( ) 2 Konzentrationsschwäche, Leseunlust
( ) 2 Gedankenstörungen
( ) 2 fehlende Traumerinnerung
( ) 1 wechselnde oder schlechte Handschrift
( ) 1 schlechtes Namensgedächtnis
( ) 1 Fieberbläschen, Lippenherpes

.... Punktezahl aus Teil B

.... Punktezahl aus Teil A (Übertrag von dort)

.... Gesamtpunktezahl (A+B) = Testergebnis

Auswertung:

Bis 10 Punkte: Ein Unterversorgung mit Zink ist unwahrscheinlich. Die probeweise Durchführung einer Zinkkur bei Beschwerden aus Teil B kann aber versucht werden.

11-20 Punkte: Eine leichte Unterversorgung mit Zink ist wahrscheinlich. Eine Zinkkur mit gezielter Beobachtung der Beschwerde-Veränderung sollte versucht und Risikofaktoren reduziert werden.

Über 20 Punkte: Eine Unterversorgung mit Zink ist sehr wahrscheinlich. Zur Sicherheit sollte auf jeden Fall eine Zinkkur durchgeführt werden. Ein Gespräch mit Ihrem Arzt und die Minimierung der jeweiligen Risikofaktoren wird empfohlen.
Eine Unterversorgung weiterer Personen in der Familie oder im persönlichen Umfeld (ähnliche Ernährung, ähnliche Risikofaktoren) ist wahrscheinlich und sollte getestet werden.

6. Wann ist eine Zinkkur sinnvoll und wie funktioniert sie?

Die Zinkkur

Für eine Zinkkur führt man seinem Körper über längere Zeit (mindestens drei Wochen, besser wären 100 Tage) deutlich mehr Zink zu, als man täglich benötigt. So können eventuell vorhandene Defizite ausgeglichen werden. Eine vorherige Diagnose „Zinkmangel" ist dazu nicht notwendig. Zink ist ein natürliches Mineral, wird ständig mit der Nahrung zugeführt und vom Dünndarm dann besonders gut aufgenommen, wenn ein Mangel vorliegt. Ziel der

Zinkkur ist, die Zinkzufuhr gezielt zu erhöhen, jedoch im natürlichen Rahmen (also in Mengen, die auch in üblichen Lebensmitteln enthalten sind und somit keine Gefahr darstellen).

Während einer Phase, in der weniger Zink aufgenommen als verbraucht wird, werden offenbar Teilmengen aus dem Gewebe und aus den Organen für die Aufrechterhaltung der benötigten Menge im Blut oder im Auge (hier wird das meiste Zink verbraucht) abgezogen. Ein ähnliches Phänomen ist im Hinblick auf die Funktion der Nieren und dem gemessenen Kreatininwert im Blut bekannt. Wird dem Körper also (zum Beispiel über eine gezielt durchgeführte Zinkkur) wieder mehr Zink zugeführt als täglich benötigt, können die Bestände erneut aufgefüllt werden.

Bei einer täglichen Zufuhr von 15-25 mg zusätzlich zum Zinkangebot aus der Nahrung dürfte das in ca. 100 Tagen ausreichend geschehen sein (außer bei schwerem Mangel oder Aufnahmestörungen).

Mit Hilfe von Lebensmitteln durchgeführt, kommen Austern, Rindfleisch und Rinderleber, für Veganer auch alle Arten von Samen und Nüsse oder dunkle Schokolade in Frage. So hat sich ein Seminarteilnehmer, der keine Tabletten einnehmen wollte, von seinem Italiener um die Ecke alle zwei Tage eine Portion Austern vom Großmarkt mitbringen lassen und dadurch gute Erfolge erzielt. Als Veganer sehe ich die Zinkaufnahme durch tierische Lebensmittel natürlich kritisch. Stattdessen würde ich eher zu leckeren Cashew-, Pinien- und Sonnenblumenkernen, Nüssen oder Kakao, beziehungsweise zu einem guten Zinkpräparat raten.

Es gibt inzwischen viele gute und preiswerte Zinkpräparate in Apotheken, Supermärkten, Drogerien, Reformhäusern, Internetshops (vgl. Kap. 8). Damit kann Zink exakt in gewünschter Menge, ohne zusätzliche Kalorien, tierleidfrei und ohne Giftstoffe, Hormone oder Antibiotikareste (wie bei Fleisch und Austern häufig zu erwarten) zugeführt werden.

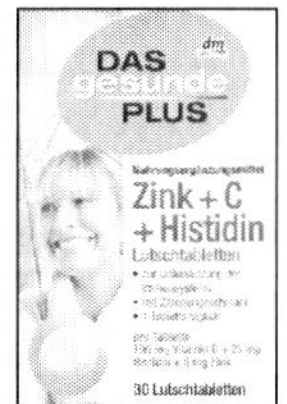

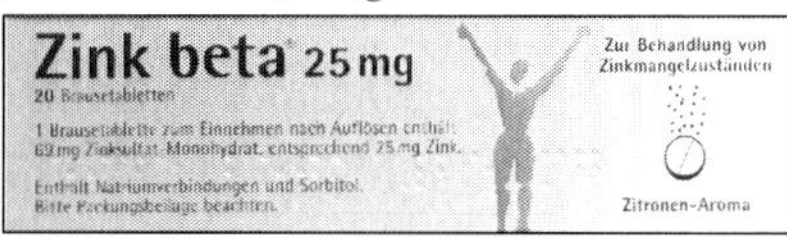

Bsp. für Zink-Lutschtabletten (links) und Zink-Brausetabletten (oben)

Neben der Aufnahme über Lebensmittel, Mineraltabletten zum Schlucken oder Auflösen (Brausetabletten) gibt es auch Zink-Lutschtabletten. Hier erfolgt die Aufnahme über die Mundschleimhaut, so können Probleme mit der Aufnahme im Darm umgangen werden. Leider enthalten diese nur 5 mg Zink je Tablette, so dass mehrere gelutscht werden müssen.

Darüber hinaus gibt es auch Zink-Infusionslösungen, die der Arzt oder Heilpraktiker verabreichen kann und mit denen das Zink direkt in die Blutbahn gelangt. Dies könnte bei Darmerkrankungen oder nach Operationen mit Vollnarkose angebracht sein, bei denen man oft sehr viel Zink verliert.

Wann bemerkt man, ob die Zinkkur wirkt?

Da dem Organismus sofort nach Beginn einer Zinkkur wieder mehr Zink zur Verfügung steht, sind nach den über die Jahre zahlreichen Rückmeldungen von Zinkkur-Teilnehmern häufig bereits nach kurzer Zeit erste Wirkungen bemerkbar, manchmal schon nach wenigen Stunden (vor allem mental). Häufig bessert sich beispielsweise die Denkfähigkeit, das Schlafverhalten oder die Qualität der Handschrift relativ schnell. Von Patienten mit Hautproblemen wurde eine erste Besserung nach ungefähr zwei Wochen beobachtet. Augenringe bessern sich offenbar nur sehr langsam, vor allem bei älteren Menschen.

Interessanterweise berichteten mir viele Teilnehmer der Zinkkur (oder deren Partner) davon, dass sie kurz nach Beginn anfingen, ihre Wohnung, den Keller oder die Garage gründlich aufzuräumen. Vermutlich erfordern diese Tätigkeiten ein hohes Maß an kognitiver Leistungsfähigkeit und werden bei Zinkunterversorgung als zu anstrengend erlebt. Es würde mich daher nicht wundern, wenn man bei Menschen mit einem „Messi-Verhalten" überdurchschnittlich viele mit Zinkmangel finden könnte.

Nebenwirkungen der Zinkkur

Unangenehm erlebt wird ein (wieder) höherer Zinkspiegel manchmal von Menschen, die es nicht mehr gewohnt waren „so viel zu denken" – so die Worte einer Dame, die mich nach einem Vortrag ansprach um mir zu sagen, weshalb sie die Zinkkur nach einer Woche abgebrochen hatte. Sie wolle nicht so viel denken, so ihre Begründung. Hier wäre es angemessen, zunächst nur mit einer kleinen zusätzlichen Zinkmenge (z.B. 5-10 mg) zu beginnen und erst langsam höhere Mengen zu versuchen. Durch ein niedriger dosiertes Präparat (vgl. S. 38) oder eine geteilte Brausetablette kann die zusätzliche tägliche Zinkmenge gezielt gesteuert werden.

Nach einer längeren Zinkmangelphase hat sich im Körper vermutlich ein Überschuss an Kupfer angesammelt, der mit wieder ausreichender Zinkzufuhr abgebaut wird. Auch andere Schwermetalle, die sich anstelle des Zinks in den Enzymen angelagert haben, die normalerweise Zink benötigen, werden wieder in die Blutbahn abgegeben. Diesen Prozess der „Entgiftung“ können Sie durch zusätzliche Einnahme von Vitamin C und E unterstützen. Falls Sie während der Zinkkur unangenehm riechen, kann dies ein Hinweis auf das Ausschwemmen dieser Stoffe sein.

Dokumentation der Zinkkur

Um zu dokumentieren, ob und falls ja, welche Effekte sich durch eine Zinkkur einstellen, empfiehlt es sich, eine kleine Tabelle aufzustellen. Notieren Sie einfach täglich, welche Zinkmenge Sie aufgenommen haben, dazu die Entwicklung hinsichtlich der Beschwerden, wegen derer Sie die Zinkkur vor allem ausprobieren.

Hier bietet sich eine Bewertung mit einer 1-10-Skala für jede einzelne Beschwerde an, also das subjektive Zuordnen einer Ziffer zwischen 1 und 10 für die Beschwerdestärke.

Tag	1	2	3	4	5	6	7	8	9	10	11	12	13	14	15	16	17	18	19	20	21	22	23	24
Zinkmenge in mg																								
1-10-Skala Beschwerde 1																								
1-10-Skala Beschwerde 2																								
1-10-Skala Beschwerde 3																								
1-10-Skala Beschwerde 4																								

Dokumentationsbogen während einer Zinkkur

Interessant wäre auch zu beobachten, ob sich weitere Beschwerden außer den primär beobachteten bessern, wie mir immer wieder berichtet wird (z.B. dass sich die Haarqualität, die Stabilität der Fingernägel oder die Sehschärfe bessern).

Mögliche Fehler und Ursachen bei ausbleibendem Erfolg einer Zinkkur

Manchmal verändert sich trotz klaren Anzeichen für Zinkmangel und einer Zinkkur auch nach längerer Zeit nichts. Dies kann ein Hinweis darauf sein, dass es eben nicht ein Zinkmangel war, der die Beschwerden verursachte – oder es wurden praktische Fehler bei der Durchführung gemacht, die leicht zu korrigieren sind, z.B. einer aus der folgenden Liste, die ich mir im Laufe der Jahre angelegt habe:

1. Zu niedrig dosierte Aufnahme/Präparate. Sinnvoll sind 15-25 mg täglich, bei starkem Zinkmangel auch deutlich mehr (dann allerdings mit der Ärztin oder dem Arzt absprechen).

2. Einnahme gemeinsam mit Mineralien, die als "Gegenspieler" die Zinkaufnahme behindern (d.h. Calcium, Magnesium, Eisen, Kupfer).

3. Einnahme zum Essen. Sinnvoll ist die Einnahme eine Stunde vor der Mahlzeit.

4. Die im gewählten Präparat vorhandene Zinkverbindung kommt nicht im Blut an – probeweise auf ein anderes Präparat umsteigen (z.B. Histidin statt Orotsäure oder Aspartat statt Gluconat/Sulfat als Co-Faktor zum Zink).

5. Es liegt eine Darmentzündung oder eine Zinkaufnahmestörung vor (dann über reichlich Lutschtabletten oder intravenöse Verabreichung durch einen dazu berechtigten Heilkundigen, also Mediziner oder Heilpraktiker/in versuchen).

6. Es mangelt nicht (nur) an Zink, sondern (auch) an Jod, Magnesium, Mangan, Lithium, Vitamin A oder den B-Vitaminen; die Ergänzung von Zink (alleine) macht noch nicht den entscheidenden Unterschied.

7. Ein Vitamin B6-Mangel liegt vor (erkennbar z.B. an fehlender Traumerinnerung). Vitamin B6 ist für die Zink-Aufnahme nötig.

8. Der Zinkverlust durch starken Stress, Bildschirmarbeit oder Vergiftung ist höher als die Zufuhr.

9. Es wird calcium- oder magnesiumreiches Wasser für die Brause benutzt (Gegenspieler des Zinks).

10. Es wird gleichzeitig ein "A-Z-Präparat" mit zahlreichen Mineralien eingenommen ("Gegenspieler"-Problem, s.o.).

11. Einnahme gleichzeitig mit Müsli, Milchprodukten oder Bohnen bzw. Vollkornbrot (Phytate).

12. Eine Kupfer-/Blei-/Amalgam-Vergiftung liegt vor – diese ist durch eine Laboruntersuchung messbar und behandelbar.

13. Geringe Selbstwahrnehmung – die Wirkung wird nicht als solche erkannt, speziell im psychisch-mentalen Bereich; manchmal merken hier Menschen im Umfeld von Erkrankten die Veränderung, während die Betroffenen selbst noch im Beschwerde-Modus bleiben.

14. Regelmäßiger Konsum großer Mengen Alkohol oder Drogen, die so viel Zink ausschwemmen, dass die zusätzliche Zinkmenge nicht ausreicht, den Mangel auszugleichen.

7. Wieviel Zink braucht welcher Mensch?

Da wir erst seit kurzer Zeit überhaupt Kenntnis davon haben, dass Zink ein für uns Menschen lebensnotwendiger Nährstoff ist, wundert es nicht, dass noch nicht über alle Aspekte des Themas Einigkeit herrscht oder alle Verbindungen völlig geklärt sind. So sind die Mengen an Zink, die wir für unsere Gesundheit benötigen, offensichtlich noch nicht abschließend geklärt oder pauschal zu beantworten.

Ein Grund dafür könnte sein, dass Menschen keine Maschinen vom Band sind, die mit einheitlichem Innenleben und Gebrauchsanweisung ausgeliefert werden, sondern höchst individuelle Wesen mit völlig verschiedenen Lebensweisen, Ernährungsvorlieben, genetischen Ausstattungen und unterschiedlichen Lebensgeschichten (die sich in epigenetischen Veränderungen niederschlagen können, gerade im Hinblick auf die Ernährung – weshalb etwa Inuit eine andere Kost benötigen als Buschleute in Namibia oder Amazonas-Indianer).

Klar ist, dass es eine Art „Korridor“ hinsichtlich des Zinkbedarfs zwischen 8 mg und 25 mg bei Erwachsenen gibt, der gleichzeitig als sicher und ausreichend für die Basisversorgung angesehen werden kann. Jedoch beziehen sich diese Zahlen auf die Menge an Zink, die tatsächlich im Blut ankommt, nicht auf die theoretisch in der Nahrung vorhandene (zumal auch die Werte, die sich etwa in den Lebensmitteltabellen bei den Cashews finden, nicht für jede Charge gelten, sondern nur Näherungswerte darstellen, je nachdem, unter welchen Umständen und auf welchen Böden eine Pflanze gewachsen ist). Oder es gibt Fälle wie diejenigen, die Prof. Anand Prasad bei seinen Untersuchungen im Nahen Osten fand, in denen zwar ausreichend Zink über die Nahrung aufgenommen wurde, jedoch die gleichzeitig gegessenen Bohnen dessen tatsächliche Aufnahme verhinderten.

Auch ein Leben unter starkem Stress, die regelmäßige Verwendung von Drogen (einschließlich Alkohol), ein exzessives Sexualleben (bei Männern; Casanova aß regelmäßig Austern!) oder die Einnahme von Medikamenten können Einfluss auf die tatsächlich benötigte Zinkmenge eines Menschen haben.

Als bildhaften Vergleich bietet sich eine Regentonne an: Wenn es viel regnet, ist sie rasch gefüllt, hat jedoch eine Obergrenze, ab der zusätzliches Wasser überläuft und nicht gespeichert wird. Gleichzeitig verdunstet täglich eine bestimmte Menge von selbst (das ist der Basis-Zinkbedarf des Körpers). Und zusätzlich benötigt der Gartenliebhaber immer wieder dieses Wasser, um bei Bedarf zu gießen, wofür er einen Teil der gespeicherten Vorräte entnimmt. Es sind also mehrere Faktoren, die den Wasserstand bestimmen und auch, wieviel Regenwasser benötigt wird, um die Tonne gefüllt zu halten.

Überaus gefährlich und irreführend erscheinen mir Aussagen wie „im Durchschnitt nehmen Menschen in Deutschland ausreichend Zink über die normale Nahrung zu sich“. Angenommen, die gemessenen Mengen lagen zwischen 6 und 24 mg, dann waren es *im Durchschnitt* zwar immerhin 15 mg (was für manche Menschen, die viel Zink verbrauchen, schon kritisch wäre), aber was ist mit denen, die nur 6 mg oder wenig mehr zu sich nehmen? Sie fallen in solchen Statistiken unter den Tisch und sollten aktiv aufgeklärt werden. Immerhin tragen sie ein hohes Risiko schwerwiegender (und leicht zu verhindernder) Beschwerden.

Leider hat sich das Mantra der angeblich „guten Versorgungslage“ in vielen Köpfen festgesetzt und lässt sich nur im konkreten Einzelfall, wenn die Faktenlage überdeutlich ist, überschreiben. Immerhin gibt es in den letzten Jahren wenigstens ein gestiegenes Bewusstsein für die Bedeutung von Vitamin D, Jod oder Vitamin B12, so dass auch für die restlichen 29 lebenswichtigen Nährstoffe Hoffnung besteht.

Selbst die Deutsche Gesellschaft für Ernährung hat bereits in ihrem Infoblatt 2003 (Ausgabe 5) eingeräumt, dass es „Risikogruppen“ für eine zu geringe Vitaminversorgung gäbe – nämlich bei

- *freiwillig/unfreiwillig geringer Nahrungsaufnahme*
- *stark einseitigen Ernährungsgewohnheiten*
- *veganer oder anderen alternativen Kostformen*
- *chronisch hohem Genussmittelkonsum*
- *Störungen der Verdauung, Resorption, Verwertung*
- *erhöhten Nährstoffverlusten bei der Lagerung und Zubereitung der Lebensmittel*
- *Arzneimitteleinnahme*
- *Säuglingen*
- *Kindern und Jugendlichen*
- *Erwachsenen im Erwerbsleben*
- *Schwangerschaft und Stillzeit*
- *Senioren*

Wäre es angesichts dieser langen Liste nicht fair, gleich einzugestehen, dass bei der Versorgung mit lebenswichtigen Nährstoffen (Vitaminen und Mineralstoffen, d.h. auch bei Zink) ein lebenslanges Risiko besteht, dass man zu wenig davon aufnimmt oder/und zu viel davon verbraucht? Dieses Eingeständnis von offizieller Seite scheint nach jahrzehntelang gegenteiliger Verlautbarungen („Alle sind gut versorgt!“) äußerst schwierig bis unmöglich zu sein.

Auch das Bundesministerium für Ernährung schrieb 2004 auf Anfrage über einen Bundestagsabgeordneten (dem leider bereits 2010 verstorbenen Dr. Hermann Scheer), dem ich die Sachlage erläutert hatte und der das Problem verstand, mit der bekannten, offziellen Haltung: *„Sehr geehrter Herr Abgeordneter, (...) In der Regel ist die Vitamin- und Mineralstoffversorgung der Bevölkerung sichergestellt. Bei einzelnen Gruppen wie z.B. schwangeren Frauen kann es jedoch zu Mangelerscheinungen kommen. Dies gilt insbesondere für die Versorgung mit Folsäure, wobei in diesem Fall auch eine Unterversorgung von breiteren Bevölkerungsschichten diskutiert wird."*

Immerhin wurde wenigstens für einen Nährstoff (Folsäure) ein Problem eingeräumt. Und sogar zu einem kleinen Lob meiner Arbeit ließ man sich hinreißen: *„Aktivitäten wie die von Herrn Winkler, der entsprechende diagnostische Tests entwickelt und kostenlos zugänglich macht, sind zu begrüßen."*

Wieviel Zink bewirkt was?

Folgendes Schaubild soll die Wirkung von zu geringer bis hin zu überzogener Aufnahme von Zink noch einmal verdeutlichen (Idee nach Burgerstein, Zeichnung verändert und mit Zinkmengen ergänzt):

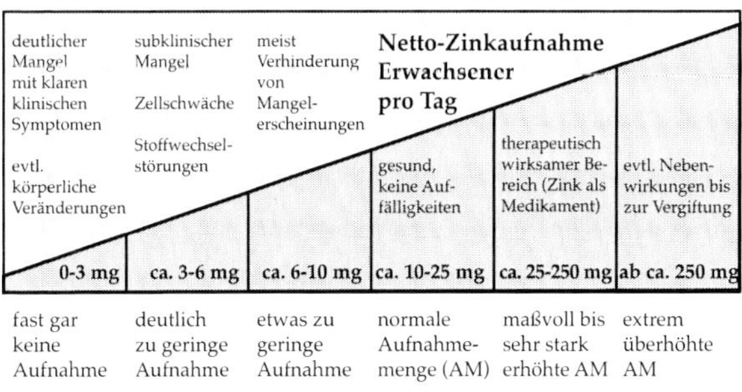

Zinkaufnahmemengen und ihre Wirkungen

1996 hat eine Arbeitsgruppe der Universität Jena (Leitung Prof. Manfred Anke) 1996 in einer aufwändigen Untersuchung (Anke et al. 1997b) ermittelt, dass in Deutschland pro Tag nur 2,9-6,3 mg (Frauen) bzw. 3,8-7,7 mg (Männer) Zink aufgenommen wird. Kommentar der Forscher dazu: „Der Spurenelementeverzehr (...) nimmt bei den Elementen Eisen und Zink seit 1988 kontinuierlich ab und ist heute als marginal einzuschätzen". Vielleicht sind hier durch die BSE-Seuche in der Rinderhaltung ausgelöste Veränderungen der Ernährung ausschlaggebend. Rindfleisch enthält nämlich ca. doppelt so viel Zink wie andere Fleischsorten (weil Rinder Nahrung besser aufschließen).

Spannend bzw. erschreckend ist der Vergleich der Mengen an Zink (und anderen essentiellen Nährstoffen), die in der Nahrung unserer noch natürlich (oder „wild") lebenden Vorfahren bzw. deren heute ebenfalls noch vergleichbar lebenden Nachfahren vorhanden sind, wie sie von Dr. Armin Zittermann ermittelt wurden:

Nährstoff	Steinzeit-Ernährung	Bedarf lt. DGE
Vitamin C	ca. 600 mg	100 mg
Vitamin E	ca. 33 mg	14 mg
Kalium	über 10.000 mg	2000 mg
Calcium	ca. 2000 mg	1000 mg
Eisen	ca. 90 mg	10 mg
Zink	ca. 45 mg	10 mg

Vergleich Steinzeit-Ernährung und Empfehlung der DGE für ausgewählte Nährstoffe (Eine ähnliche Untersuchung gibt es von Eaton et al. (Eur. J. Clin. Nutr. 51, 1997, 207).)

Es dürfte wohl einen großen Unterschied ausmachen, ob ein Mensch regelmäßig die von Prof. Anke als den niedrigsten Wert ermittelten 3 mg Zink zu sich nimmt oder die 45 mg eines sich mit reichlich Nüssen und Fleisch ernährenden Steinzeitmenschen. Durch eine Zinkkur, wie in Kap. 6 beschrieben, können Sie diesen Unterschied an sich selbst ausprobieren – und dann entscheiden, mit welcher Menge Zink täglich Sie sich gesünder und mental leistungsfähiger fühlen.

8. Zinkquellen: Was unterstützt, was hemmt die Zinkaufnahme?

Experten-Streit: Präparate oder Lebensmittel?
Möglicherweise ist Ihnen auch schon aufgefallen, dass die Ansichten der Experten (Mediziner, Apotheker, Heilpraktiker, Ernährungswissenschaftler) hinsichtlich der Verwendung von Mineralstoffen und Vitaminen, auch bezogen auf Zink, nicht einheitlich sind. So schreiben Journalisten abwechselnd von „großen Gefahren“ und von „großen Chancen“. Das Meinungsspektrum reicht also von der totalen Ablehnung jeglicher Zufuhr außerhalb der Nahrung über die Empfehlung für eine “mäßige Zulage” (z.B. von Vitamin D, Jod oder Selen) bis hin zur vorbeugenden Einnahme recht großer Nährstoffmengen.

Anstatt sich im “Entweder-Oder” zu verfangen, erscheint das “Sowohl-als-auch” eine gute Alternative zu sein: Lebensmittel *und* Präparate können für das jeweilige Ziel angemessen sein. Was spricht dagegen, sich ausgewogen zu ernähren und zusätzlich noch eine vernünftige Menge (die je nach Alter, Ernährungsweise und Lebensumständen unterschiedlich hoch sein kann) an Zink zu sich zu nehmen? Wer sich jedoch aus grundsätzlichen Gründen („ich nehme keine Tabletten“, „ich lehne jegliche Chemie ab“) nicht mit Präparaten anfreunden möchte, nimmt sich dadurch die Chance, benötigte Stoffe im Bedarfsfall rasch und bequem zuzuführen. Aus meiner Sicht wird hier die Form (Tablette) mit dem Inhalt verwechselt.

Selbstverständlich können Sie Ihren täglichen Zinkbedarf auch durch den Verzehr von Innereien oder Austern decken – vielen Menschen ist es jedoch lieber, einmal am Tag bzw. bei Bedarf eine kleine Tablette mit dem dringend benötigten Stoff zu lutschen/ zu schlucken oder eine Zinkbrause zu trinken.

Bei der Verwendung von Zinkpräparaten, die geschluckt oder getrunken werden, sollte man unbedingt auf den richtigen Zeitpunkt achten. Dieser ist immer dann gegeben, wenn der Dünndarm „leer", also die aufgenommene Nahrung so weit verdaut ist, dass sie in den Dickdarm übergeht. Dies ist etwa 2-3 Stunden nach einer Mahlzeit der Fall.

Nachdem man das Zinkpräparat einnimmt, dauert es ungefähr eine Stunde (bei einer Zinkbrause dürfte es schneller gehen, zumal mit warmem Wasser), bis das Zink aufgenommen wurde und man etwas essen kann. Isst man zu früh oder nimmt das Zink gemeinsam mit dem Essen ein (was immer noch von manchen Packungsbeilagen oder Apothekern so empfohlen wird), können sich unlösliche Verbindungen aus Lebensmittelbestandteilen und Zink bilden und die Einnahme war fast umsonst.

Eine Untersuchung von J. Schölmerich (publiziert in: Zinc and vitamin A in liver cirrhosis, MTP Press, Lancaster 1987) zeigte überdeutlich, dass die Aufnahme von Zinkhistidin eine Stunde vor einer Mahlzeit der Einnahme zur Mahlzeit um ca. den Faktor 6 überlegen ist, gegenüber einer Einnahme eine Stunde nach einer Mahlzeit sogar noch stärker, wie in der nebenstehenden Skizze zu sehen.

Einnahmezeitpunkt	*1 Std. vor dem Essen*	*Zum Essen*	*1 Std. nach dem Essen*
Anstieg des Serum-Zink-Spiegels im Verlauf von drei Stunden nach der Einnahme von 20 mg Zinkhistidin. **Jeweils höchster Wert im Vergleich.**	**Anstieg max. um ca. 60 Mikrogramm/dl**	Anstieg max. um ca. 10 Mikrogramm/dl	Anstieg max. um ca. 8 Mikrogramm/dl

Einfluss des Einnahmezeitpunkts von Zink auf die Höhe der Aufnahme (nach J. Schölmerich, Zeichnung stark vereinfacht).

Brauchbare Zinkpräparate für eine Zinkkur

Um Ihnen die Orientierung unter den vielen auf dem Markt befindlichen Zinkpräparaten zu erleichtern, folgt gleich eine Auflistung von solchen, die aus meiner Kenntnis als „brauchbar“ angesehen werden können, ohne damit andere Präparate ausschließen zu wollen (zumal ich selbstverständlich nicht alle davon kenne und auch kein eigenes Labor habe, sie auf ihre Qualität hin zu untersuchen). Ein seit vielen Jahren von mir selbst verwendetes und gerne empfohlenes Präparat ist z.B. Zinkorot 25 von Wörwag-Pharma aus dem schwäbischen Böblingen.

Die für die Aufnahme über die Mundschleimhaut und bei Halsschmerzen sinnvollen Lutschtabletten aus dem Drogeriemarkt Müller, die ich in der Liste erwähne, gibt es quasi identisch (mit anderer Geschmacksrichtung) in der dm-Drogerie als Eigenmarke; beide sind frei von Zucker. Hingegen sind zuckerhaltige Zink-Lutschtabletten, wie sie sogar in Apotheken angeboten werden, auch aus Gründen der Zahngesundheit, nicht zu empfehlen – schon gar nicht für Kinder.

Zink-Brausetabletten taugen zum Auflösen in Wasser, Tee oder Saft; meist haben sie (in der Apotheke gekauft) 25 mg Zink Inhalt und Zinksulfat als Wirkstoff. Sie tauchen in verschiedenen Verpackungen auf dem Markt auf (z.B. von Ratiopharm, Betapharm, Sandoz, Verla oder Biolectra), scheinen aber, außer vom Geschmacksstoff her, identisch. Zudem gibt es immer wieder neue Präparate mit Zink, oft spezielle für Menschen, die sich vegan ernähren und deshalb noch Jod, Vitamin D und Vitamin B12 enthalten; in der folgenden Vergleichsliste habe ich eine Zeile freigelassen, in die Sie eigene Eintragungen machen können, falls Sie ein anderes gutes Zinkpräparat finden sollten und es in den Vergleich aufnehmen möchten.

Präparat	**Wirkstoff**	**Zink in mg/Einheit**	**€ je 10mg**
Zink-Ratiopharm	Zinksulfat	25 mg (Brausetablette)	€ 0,05
Zink-Beta 25	Zinksulfat	25 mg (Brausetablette)	€ 0,06
Zinkorot 25 Wörwag	Zinkorot	25 mg (Tablette)	€ 0,06
Zink dm Eigenmarke	Zinkhistidin	15 mg (Tablette)	€ 0,07
Zinkamin Falk	Zinkhistidin	15 mg (Tablette)	€ 0,10
Zinkhistidin Abtei	Zinkhistidin	15 mg (Tablette)	€ 0,10
Zink Drogerie Müller	Zinkgluconat	5 mg (Lutschtablette)	€ 0,10
Unizink Köhler Pharma	Zinkaspartat	9,8 mg (Tablette)	€ 0,12
Zinkorotat POS Ursapharm	Zinkorot	6,3 mg (Tablette)	€ 0,19

In Deutschland erhältliche Zinkpräparate im Vergleich. Preise lt. Internetrecherche (z.B. auf juvalis.de) 2016

Zinkreiche Lebensmittel
Gute Zinkquellen unter den Lebensmitteln sind: (in Klammer die Menge, die ca. 10 mg Zink enthält)

pflanzlich/vegan: Mandeln (500 g), Pinienkerne (72 g), Sonnenblumenkerne (200 g), Cashewkerne (250 g), purer Kakao (250 g)
tierisch: Rinderfilet (285 g), Rinderleber (200 g), Austern (7 g)

Manchmal finden sich in den Listen mit zinkreichen Lebensmitteln auch solche, bei denen zwar Zink *enthalten,* jedoch nur sehr eingeschränkt *verfügbar* ist – etwa Haferflocken, Käse oder Linsen. Diese enthalten größere Mengen an Stoffen, die entweder als Antagonisten („Gegenspieler“) die Zinkaufnahme im Darm verhindern oder die sich mit dem Zink zu einer unlöslichen Verbindung zusammenschließen (wie bei den Phytaten, die in Bohnen, Getreide, Erdnüssen und auch Linsen enthalten sind).

Wikipedia hat hier eine sehr verständliche Erklärung parat, weshalb ich diese zitieren möchte:

„Phytinsäure (…) gehört zu den bioaktiven Substanzen. Sie dient in Pflanzen wie z. B. Hülsenfrüchten, Getreide und Ölsaaten als Speicher für Phosphat und Kationen (für Kalium-, Magnesium-, Calcium-, Mangan-, Barium- und Eisen(II)-Ionen), die der Keimling zum Wachstum benötigt. Aufgrund ihrer komplexbildenden Eigenschaften kann sie vom Menschen mit der Nahrung aufgenommene Mineralstoffe wie Calcium, Magnesium, Eisen und Zink in Magen und Darm unlöslich binden, so dass diese dem Körper nicht mehr zur Verfügung stehen. Phytinsäure kommt in der Natur als Anion, Phytat genannt, vor.
Besonders viel Phytat ist in Mais, Soja sowie in Weizen, Gersten- und Roggenkleie enthalten. Auch in der Erdnuss ist viel Phytat enthalten, weswegen sie – wie andere Hülsenfrüchte auch – trotz ihres hohen Mineralstoffgehaltes als Mineralstoffquelle nur beschränkt geeignet ist. Mineralien werden in der Regel im Dünndarm resorbiert. (...) Ein hoher Phytin-Anteil in der Nahrung kann daher bei diesen Ionen einen Mangel erzeugen – beispielsweise bei einer Ernährung mit sehr viel Hülsenfrüchten, insbesondere Soja, aber auch Vollkorngetreide.“

Quelle: http://de.wikipedia.org/wiki/Phytinsäure

Kritisch kann die Zink-Aufnahme auch dann werden, wenn viel Calcium, Magnesium oder Eisen eingenommen wird, ebenso Kupfer. So lange diese Stoffe im Dünndarm sind, ist die Zinkaufnahme dort sehr eingeschränkt bis nicht mehr möglich. Mir sind einige Fälle bekannt, bei denen sich jemand aus guter Absicht so einen Zinkmangel zugezogen hat.

Zink-Freunde und -Gegenspieler im Überblick:

Zink-Freunde	**Zink-Gegenspieler**
Vitamin C	Magnesium
Vitamin B6	Calcium
Vitamin A	Eisen
Mangan	Kupfer
	Blei
	Phytate *(Getreide, Bohnen)*

Wenn man verschiedene Nährstoffe gleichzeitig einnehmen möchte (also an einem Tag), empfiehlt sich eine Aufteilung mit mindestens dreistündigem Abstand zwischen den Einnahmen. Dabei sollten Mineralien besser getrennt eingenommen werden, die Vitamine stören die Zinkaufnahme eher nicht. Bei Unklarheiten können Sie sich an diese Tabelle halten, um unnötige gegenseitige Störungen bei der Aufnahme zu vermeiden bzw. eine optimale Ergänzung der Nährstoffe zu erreichen:

Tageszeit:	*Morgen*	*Mittag*	*Nachmittag*	*Abend*	*jederzeit*
Mineralstoffe und Vitamine:	**Zink** Vitamin C B-Vitamine Vitamin A	Calcium Vitamin E Vitamin D Vitamin K	Eisen	Magnesium Vitamin B12 Selen	Jod

Tages-Verteilungsplan bei Einnahme mehrerer Nährstoffe

Hinweis: Sollten Sie ein „A-Z-Präparat" mit vielerlei Mineralstoffen und Vitaminen einnehmen, bedenken Sie bitte, dass sich darin die Mineralstoffe teilweise gegenseitig bei der Aufnahme behindern. Zudem wurde das darin enthaltene Zink (meistens 2-5 mg) wohl eher aus alphabetischen Gründen (um einen Stoff mit "Z" zu haben) aufgenommen. Im Beisein von reichlich Magnesium und Calcium wird es nämlich höchstens in Spuren aufgenommen.

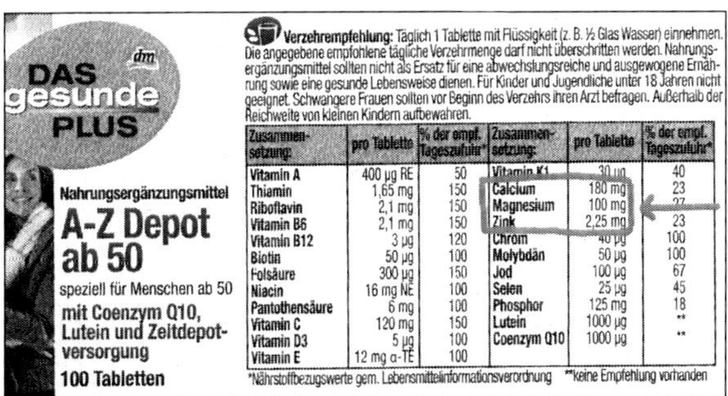
dm
DAS gesunde PLUS
Nahrungsergänzungsmittel
A-Z Depot ab 50
speziell für Menschen ab 50
mit Coenzym Q10, Lutein und Zeitdepot-versorgung
100 Tabletten

Verzehrempfehlung: Täglich 1 Tablette mit Flüssigkeit (z. B. ½ Glas Wasser) einnehmen. Die angegebene empfohlene tägliche Verzehrmenge darf nicht überschritten werden. Nahrungsergänzungsmittel sollten nicht als Ersatz für eine abwechslungsreiche und ausgewogene Ernährung sowie eine gesunde Lebensweise dienen. Für Kinder und Jugendliche unter 18 Jahren nicht geeignet. Schwangere Frauen sollten vor Beginn des Verzehrs ihren Arzt befragen. Außerhalb der Reichweite von kleinen Kindern aufbewahren.

Zusammensetzung:	pro Tablette	% der empf. Tageszufuhr*	Zusammensetzung:	pro Tablette	% der empf. Tageszufuhr*
Vitamin A	400 µg RE	50	Vitamin K1	30 µg	40
Thiamin	1,65 mg	150	Calcium	180 mg	23
Riboflavin	2,1 mg	150	Magnesium	100 mg	27
Vitamin B6	2,1 mg	150	Zink	2,25 mg	23
Vitamin B12	3 µg	120	Chrom	40 µg	100
Biotin	50 µg	100	Molybdän	50 µg	100
Folsäure	300 µg	150	Jod	100 µg	67
Niacin	16 mg NE	100	Selen	25 µg	45
Pantothensäure	6 mg	100	Phosphor	125 mg	18
Vitamin C	120 mg	150	Lutein	1000 µg	**
Vitamin D3	5 µg	100	Coenzym Q10	1000 µg	**
Vitamin E	12 mg α-TE	100			

*Nährstoffbezugswerte gem. Lebensmittelinformationsverordnung **keine Empfehlung vorhanden

Beispiel für die (kritische) gleichzeitige Anwesenheit von Zink und seinen Gegenspielern in einem A-Z-Präparat

Bei einer Zinkkur muss das Zinkpräparat also in deutlichem zeitlichem Abstand zum A-Z-Präparat genommen werden. Solche Präparate können z.B. für eine gleichmäßige Versorgung mit den B-Vitaminen und Jod, auch für etwas Selen und Chrom durchaus sinnvoll sein. Nur sollte man sich nicht vom Preis irreführen lassen: Hohe Preise (es gibt A-Z-Produkte, die 50 Euro und mehr kosten) sind in aller Regel hier kein Hinweis auf höhere Qualität, sondern werden hergestellt, um eine Käufergruppe zu bedienen, die aus dem hohen Preis auf besondere Güte schließt (und vielleicht auch, um einen Placeboeffekt hervorzurufen: was so teuer ist, muss ja helfen). Es gibt gute Präparate für unter vier Euro pro 100 Stück.

9. Geschichte der Zink-Entdeckung

Obwohl bereits vor 5000 Jahren in Ägypten Zink zur Hautpflege und Wundbehandlung genutzt wurde, dauerte es noch bis 1869, ehe sich die moderne Wissenschaft der Bedeutung dieses unscheinbaren Elements für den menschlichen Organismus bewusst zu werden begann. Zunächst entdeckte man, dass Zink einen direkten Einfluss auf das Wachstum von Mikroben hat. 1877 fand man Zink in der menschlichen Leber und erkannte in den darauf folgenden Jahrzehnten, dass Zink für viele Enzyme und Stoffwechselvorgänge notwendig ist. Alle Zinkproteine sind farblos. Eisenproteine sind rot, Kupferproteine blau – auch deshalb wurde das Zink vielleicht erst so spät entdeckt, obwohl es in relativ hoher Konzentration in verschiedensten Geweben und Organen vorkommt.

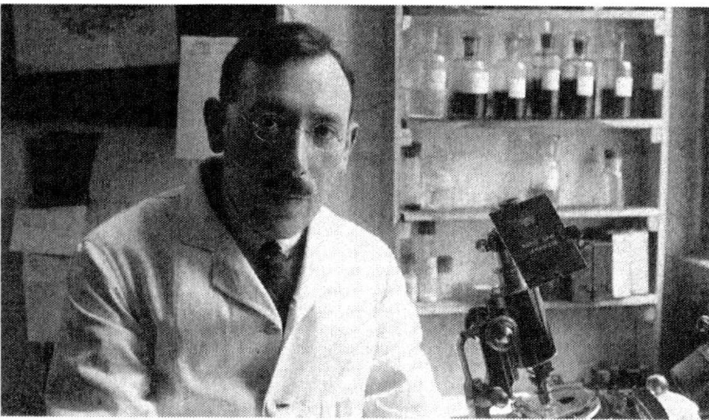

David Keilin, 1931

David Keilin belegte schließlich 1939 anhand eines zinkhaltigen Enzyms die Lebensnotwendigkeit von Mineralstoffen für Menschen, womit er den Startschuss für die weitere Erforschung gab, die letztlich bis heute anhält.

Weitere Erforschung der Zink-Wirkung
1958 untersuchte in Kanada der Arzt A. N. Payza Patienten, die auf die Droge LSD mit einer künstlichen Psychose und der Ausscheidung einer bis dato unbekannten Substanz („Kryptopyrrol") im Urin reagierten. Dies stellte sich als Hinweis auf massive Zinkverluste heraus und war somit die erste dokumentierte Beobachtung für den Zusammenhang von Zinkmangel und psychischen Störungen.

1963 erforschte Dr. Anand Prasad in Ägypten und im Iran Dorfgemeinschaften, bei denen viele kleinwüchsige und in der Geschlechtsentwicklung zurückgebliebene Jugendliche beobachtet wurden; er erkannte Zinkmangel durch einseitige Ernährung als Ursache.

1976 berichteten Psychiater aus Columbia in South Carolina von einem 18-jährigen Studenten, bei dem Zinkmangel offensichtlich zu einer plötzlichen Schizophrenie geführt hatte. Nach kurzer Zinktherapie war der junge Mann wieder vollständig gesund.

Solche und ähnliche Beispiele hat der Arzt Dr. Carl C. Pfeiffer (1908-1988) gesammelt, dessen Büchlein *„Nährstofftherapie bei psychischen Störungen"* heute Kultstatus genießt.

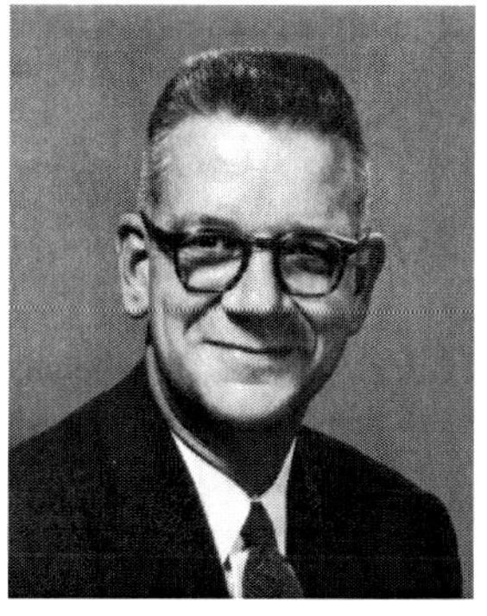

Dr. rer. nat. Dr. med. Carl C. Pfeiffer

Dr. Pfeiffer war überzeugt, dass vielen psychischen Erkrankungen angeborene oder erworbene Nährstoffmängel zu Grunde lägen, die gut heilbar seien.

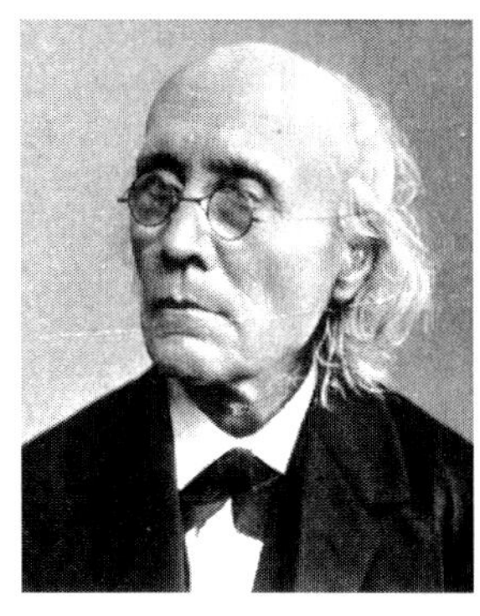

Vom deutschen Naturforscher, Autor und Philosophen *Gustav Fechner* (1801-1887) ist eine Heilungsgeschichte dokumentiert, die die Vermutung nahelegt, dass hier Nährstoffe eine ganz entscheidende Rolle gespielt haben: Er war sehr schwer depressiv und hatte sich völlig in sein Haus zurückgezogen, wurde jedoch von einer Freundin gezwungen, täglich Schinken mit Zitronensaft und Wein zu sich zu nehmen. Nach einiger Zeit ging es ihm wieder besser und er schrieb sein berühmtes Werk *"Nanna oder über das Seelenleben der Pflanzen"*. Ich vermute aus heutiger Sicht, dass das Vitamin C in den Zitronen und das Zink aus dem Schinken neben den täglichen Besuchen bei der Genesung halfen.

10. Meine eigene Entdeckungsgeschichte

Bis 1995 kannte ich Zink nur als Metall, als Zinkbadewanne oder vielleicht noch als Zinksalbe. Dass Zink auch ein lebensnotwendiger Nährstoff wie Eisen, Magnesium oder Jod ist, bekam ich erst sehr spät mit. Da war ich schon 32 Jahre alt und frage mich natürlich, wie mir so eine bedeutende Information trotz Gymnasium und einer passablen Allgemeinbildung entgangen sein konnte.

1996, während ich noch eine Ausbildung zum Psychologischen Berater an einer Stuttgarter Heilpraktikerschule absolvierte, brachte mir eine Freundin das schon erwähnte Büchlein "Nährstofftherapie bei psychischen Störungen". Sie hatte es selbst geschenkt bekommen, fand es jedoch als Ernährungswissenschaftlerin nicht seriös genug, um es aufzubewahren. Ich blätterte es kurz durch, merkte mir, dass Zink, Lithium und Vitamin B6 etwas mit psychischen Beschwerden zu tun haben könnten und stellte es zu den vielen anderen Büchern, die sich während der Ausbildung angesammelt hatten.

Kurz danach erreichte mich ein Anruf des Ausbildungsleiters. Er fragte nach, ob ich mich in der Lage sähe, mit einer Frau zu sprechen, die als "nicht mehr therapierbar" angesehen wurde und mit Suizidgedanken zu kämpfen hatte. Vor der Ausbildung hatte ich ehrenamtlich in einem Verein gearbeitet, der sich um suizidgefährdete Menschen und Suizidüberlebende kümmert. Beides, das Ehrenamt und die Ausbildung, hatte ich auch deshalb begonnen, weil es in unserer Familie zwei Suizidfälle gab (mein Vater Harry und mein jüngerer Bruder Gerd), die beide rätselhaft blieben. Obwohl längere Zeit in ärztlicher Behandlung, schlug keine Therapie bei ihnen an, es wurden auch keine Ursachen für die extremen Beschwerden gefunden (bei meinem Vater vor allem Schlaflosigkeit, bei meinem Bruder mentale Ausfallerscheinungen und schwere Depressionen; beide wollten lieber sterben als weiter zu leiden). Und ich wollte nicht noch einmal völlig hilflos zusehen müssen, wie so etwas geschieht und dazu verstehen, wie die Psyche funktioniert – vielleicht auch vorbeugen, um nicht selbst als Nächster betroffen zu sein.

Das war die Vorgeschichte, die der Ausbildungsleiter kannte. Die junge Frau kam also zum Gespräch. Als ich sie auf der Treppe zum ersten Mal sah, war ich wie vom Schlag getroffen: Sie wirkte genauso krank wie mein Bruder kurz vor seinem Tod, bewegte sich ähnlich, sprach mit dem gleichen leblosen Ton und auch ihre Haare glichen in ihrem ungesunden Aussehen denen meines Bruders. Schlagartig war ich hellwach. Ich war mit meiner Ausbildung fast fertig und bekam das Gefühl, dies hier wäre so etwas wie die wahre Abschlussprüfung.

Leider verlief das Gespräch zunächst wenig hilfreich. Ich erfuhr zwar, dass es in den sieben Jahren, in denen die junge Frau an ihren Beschwerden litt (und mehrere Suizidversuche überlebt hatte), ein "gutes Jahr" gegeben hatte, jedoch wurde nicht klar, was genau den Unterschied ausmachte. Sollte sie noch einmal nach Amerika gehen, wo sie in dieser Zeit ein Praktikum gemacht hatte? Ich war ratlos, sie war enttäuscht. Hatte sie doch gehofft, endlich einen Ansatz zu finden und ihre Krankheit zu verstehen.

Das Ausnahmejahr und ein Zufall als Schlüssel

Da die fachlichen Gesprächswerkzeuge nicht weiterhalfen und ich sie nicht einfach so gehen lassen wollte, wechselte ich in den Modus "ehrenamtlicher Helfer", den ich während der Zeit im "Arbeitskreis Leben" oft als hilfreich erlebt hatte: Einfach als normaler Mensch (nicht als professioneller Berater) anwesend sein und Zeit miteinander verbringen.

Das war aber im Rückblick genau die richtige Entscheidung. Denn während ich etwas für uns beide kochte, saß sie am Esstisch und pickte gezielt alle Cashewkerne aus einer Schale mit Nüssen, die auf dem Tisch stand. Irgendwo hatte ich wohl aufgeschnappt, dass die Cashews reich am Mineralstoff Zink wären – und um im Gespräch zu bleiben, kommentierte ich aus der Küche "das sind gute Nüsse (was sachlich nicht richtig war, da es sich bei Cashews um Samen handelt), die sind reich an Zink".

In diesem Moment änderte sich ihre Sitzhaltung. “Zinc! Das stand auf der Dose, aus der mir meine amerikanische Freundin jeden Morgen einen Löffel voll in mein Müsli schüttete und meinte, das würde mir gut tun.” Könnte das den Unterschied und das “gute Jahr” bewirkt haben? Ich ließ das Essen einen Moment alleine auf dem Herd und suchte im Bücherregal nach dem kleinen Büchlein, in dem ich etwas über Zinkmangel und psychische Beschwerden gelesen hatte. Tatsächlich. Da stand es schwarz auf weiß, inklusive der Beschwerden, von denen die junge Frau berichtete und unter denen auch mein Vater und mein Bruder gelitten hatten. Was also tun? Es war kurz vor Ladenschluss, also fuhren wir rasch in die nächste Apotheke und fragten, ob es ein Zinkpräparat gäbe. Nach langem Suchen fand der Apotheker eines mit immerhin 3 mg je Tablette.

Ich hatte noch keine Ahnung von den notwendigen Mengen und kaufte gleich zwei Schachteln. Eine für die junge Frau, eine für mich zum parallelen Test.

Mit der nun gefundenen Spur konnten wir beide leben und unser Gespräch fürs Erste beenden. Da ich damals noch kein Internet hatte, blieb mir nur, das besagte Buch genauer zu lesen und am nächsten Tag in die Buchhandlung und die Bibliothek zu gehen, um nach mehr Informationen zu suchen. Tatsächlich fanden sich weitere Bücher, die bestätigten, was ich vermutete: Zinkmangel kann zu schweren psychischen Beschwerden, zu Schlafmangel, mentalem Verfall und zu vielen anderen Krankheiten führen. Deshalb war ich auch nicht weiter verwundert, als wenige Tage später der Anruf kam: “Mir geht es wieder genauso gut wie damals in Amerika!”.

Zur Absicherung fuhren wir noch gemeinsam zu

einem Diplom-Psychologen nach Speyer, der als ein Zinkspezialist galt. Er gab uns viele Informationen über Präparate, die notwendigen Mengen, Einnahmezeitpunkte usw. – plus der Mahnung, dass durch das Zink zwar die körperliche Seite verbessert würde, nicht aber automatisch auch die möglicherweise vorhandenen mentalen Strukturen, die zu Suizidgedanken führen, z.B. die Neigung zum Grübeln oder dass man seinen Körper nicht ernst genug nimmt, um sich gut zu ernähren oder auf Schadstoffe zu verzichten. Es war nämlich inzwischen klar, dass die junge Frau zu Beginn der "schlechten sieben Jahre" heftig mit Drogen experimentiert hatte. Das kann, ebenso wie Alkohol, Narkosemittel und andere Stoffe dazu führen, dass man reichlich Zink verliert. Und da der Körper nicht viel davon hat und schon gar keine Reserven, kann es so in kurzer Zeit zu einem deutlichen Zinkmangel kommen, ohne dass man sich dessen bewusst ist.

Das Rätsel löst sich auf

Je mehr die "Zinkkur" bei der jungen Frau anschlug, desto sicherer wurde ich mir, dass ich auf einer wichtigen Spur war, auch das Rätsel um die Krankheiten meines Vaters und meines Bruders zu lösen. Zudem merkte ich an mir selbst, welchen positiven Unterschied schon kleine Mengen zusätzliches Zink bewirkten: Ich schlief besser, wachte morgens frisch und klar auf, mein Immunsystem funktionierte wieder. Und ich hatte das Gefühl, mein Gehirn viel besser benutzen zu können als in den Jahren davor. Mir wurde auch klar, weshalb ich so gerne Cashewkerne und dunkle Schokolade aß: Da ich damals seit sieben Jahren keine tierischen Eiweiße mehr aß (um meine Allergien erfolgreich loszuwerden), hatte ich viele gute Zinkquellen (Rindfleisch, Innereien, Austern) von meinem Speiseplan genommen. Ich litt selbst an einer Unterversorgung (nicht nur an Zink, wie sich später herausstellte, sondern auch an anderen Nährstoffen, die bei veganer Ernährung auftreten können; so fehlten mir vermutlich noch Vitamin B12, Jod und Vitamin D).

Was diese an sich so erfreuliche Geschichte trübt ist, dass die junge Frau sich Jahre später doch noch das Leben nahm. Sie hatte mir irgendwann auch eine Karte geschrieben und sich darin über das Thema Zink eher lustig gemacht. Offenbar war ihr nicht bewusst geblieben, wie wichtig die ausreichende Versorgung damit für ihre seelische Gesundheit war. Da ich aber inzwischen so viele Rückmeldungen bekommen hatte, wie gut Zink bei verschiedensten Beschwerden wirkt und auch mehr Literatur gefunden hatte, war mir klar, dass ich meinen Anteil dazu leisten musste, hier Aufklärung zu betreiben. Das war ich meinem Vater, Bruder und auch der jungen Frau schuldig. Und spätestens als ich 1998 die erste kleine Broschüre mit der Anleitung für eine Zinkkur und kurz darauf den Zinkmangelrisiko-Test entwickelte und dafür auch vom Zinkexperten Dr. C. P. Haller, der selbst Zinkpräparate entworfen hatte, eine sehr ermutigende Rückmeldung bekam *("Das Beste, was ich seit langer Zeit zum Thema gesehen habe!")*, wurde mir klar, dass ich auf einem guten Weg war. Auch die Zusammenarbeit mit der Dermatologin Frau Dr. Schwarz von der Uniklinik Tübingen gab mir Sicherheit, zumal ich mich auf fachfremdes Terrain wagte.

In den nächsten Jahren war ich u.a. als Dozent an Heilpraktikerschulen in ganz Deutschland und als Berater tätig; so bekam ich immer wieder aufschlussreiche Rückmeldungen und zahlreiche Bestätigungen für die Wirkungen von Zinkmangel und seinem Ausgleich durch eine Zinkkur.

11. Studien und Fallbeispiele zu Zink

Neben den im letzten Kapitel beschriebenen Beispielen, wie sich Zinkmangel und die Wiederherstellung eines gesunden Zinkbestandes auf die körperlichen und mentalen Zustände auswirken können, sind mir im Laufe der letzten fast 20 Jahre so viele Berichte und Geschichten zugetragen worden, dass ich zeitweise in Versuchung war, diese exakt festzuhalten. Da ich jedoch weder Arzt noch Heilpraktiker bin und es mir daher an medizinischem Wissen mangelt, das für eine aussagekräftige Sammlung notwendig wäre, begnüge ich mich hier damit, wenige prägnante Beispiele zu schildern, ausgewählte Studien vorzustellen und anhand von fünf Fallgeschichten die Komplexität des Zinkmangelrisikos zu illustrieren.

Wie so oft, wenn man anfängt, sich intensiv mit einer Thematik zu beschäftigen, sieht man plötzlich überall Hinweise darauf. So geschah es auch hier – mir fielen z.B. immer wieder weiße Flecken in Fingernägeln auf und im Gespräch hörte ich dann Geschichten von starkem Stress, Ernährungsumstellungen oder Operationen. Ganz drastisch ist mir eine ältere Dame in Erinnerung geblieben, der ich in der Straßenbahn gegenüber saß. Ich konnte nicht übersehen, dass etwas mit ihren Fingernägeln nicht stimmte: Sie sahen aus wie ein zerknittertes Pergamentpapier – und noch bevor ich meine Frage zu Ende ausgesprochen hatte (ob sie vielleicht in letzter Zeit eine schwere Operation gehabt habe), erzählte sie mir von mehr als einem Dutzend davon, die ihr zwar das Leben gerettet, sie aber in sehr schlechter Verfassung zurückgelassen hatten. Die kaputten Fingernägel wären da noch das kleinste Übel. Sie hatte ihren Geschmackssinn verloren, sah nicht mehr gut und war insgesamt ziemlich „durch den Wind“. Von Zink und Zinkmangel, der durch den starken Zinkverlust während einer Narkose entstehen kann, hatte ihr niemand etwas gesagt. Die Begegnung mit mir und das Aufklärungsgespräch während der restlichen Fahrt empfand sie als großen Glücks- und Zufall.

Oder die Bekannte, die sich über ihren schlaflos gewordenen Ehemann beklagte. Mit der Zeit war seine Lärmempfindlichkeit immer schlimmer geworden; inzwischen störten ihn schon die Lastwagen, die weit entfernt auf der Landstraße fuhren. Auch konnte er (der oft auf Bühnen großer Säle auftrat), immer öfter seinem Gleichgewichtssinn nicht mehr trauen: Der ganze Saal finge plötzlich an zu schwanken und er müsse sich rasch hinsetzen, um nicht wie ein Betrunkener ins Taumeln zu geraten. Dass seine Ohren damit zusammenhingen – und auch sie ausreichend Zink und Vitamin D benötigten, war ihm zwar neu, aber einleuchtend. Seine Essensvorlieben waren eher arm an entsprechend nährstoffreichen Lebensmitteln. Schon nach wenigen Wochen bekam ich einen überaus dankbaren Anruf und den Bericht von der Wiederherstellung eines normalen Nachtschlafs und der Fortsetzung seiner Musikerkarriere.

Offene Beine und Suizidgedanken

Prägnant für mich auch die schlimm aussehenden Beine der über 90-jährigen Mutter einer Bekannten: Seit Wochen zeigten sich offene, nässende Stellen, die immer größer wurden. Die Haut sah fast aus wie verbrannt und der Arzt hatte bisher keinen Weg gefunden, das zu bessern. In meinem jugendlichen Leichtsinn und mit den entsprechenden Berichten über Zinkmangel und Hautprobleme im Hinterkopf empfahl ich eine Kombination aus äußerlicher Zinksalbe und einer gehörigen Portion Zink per Brausetabletten, da die alte Dame sowieso zu wenig trank und nur noch wenig Appetit zeigte (auch das typisch für Zinkmangel). Schon nach wenigen Tagen war in den offenen Stellen neue Haut zu sehen und mit der Zeit verheilten die Beine völlig. Die Haut sähe aus wie die eines Säuglings, wurde mir telefonisch mitgeteilt; zudem sei die Oma wieder gesprächiger und nicht mehr so apathisch wie zuvor.

Auch Berichte wie diese beiden hier, von einer Tierärztin und einem Jugendlichen, erreichten mich, nachdem der Zinktest im Internet und über Broschüren immer bekannter wurde:

Hallo Herr Winkler,
ich bin nach Recherchen zum Thema Zink und Depressionen auf Ihre Homepage gestoßen. Durch Zufall habe ich herausgefunden, dass meine unerklärlichen Ängste und Depressionen (auch Akne etc.) durch Zink behandelbar sind. (...) Ich habe weiterhin eine 3-jährige Psychotherapie hinter mir, die mir nicht in Bezug auf meine starken suizidalen Wünsche helfen konnte, (...) Zinktabletten haben das innerhalb von zwei Monaten "behoben". Komisch, nicht wahr ....

Lieber Werner Winkler,
meine Mutter (eine Krankenschwester) hat mir vor einiger Zeit ins Gewissen geredet, ich solle doch Zink nehmen, um mein starkes nächtliches Schwitzen in den Griff zu bekommen. Ich muss dazu sagen, dass ich innerhalb weniger Wochen über zehn Kilo durch eine radikale Fastenkur abgenommen hatte – wegen meiner Freundin, die meinte, ich wäre zu dick. Okay, da habe ich es wohl übertrieben und mich auch nicht informiert vorher. Jedenfalls konnte ich bald nachdem ich die Zinktabletten nahm, an dem kleiner werdenden Stapel verbrauchter Schlafanzüge (am Anfang 5-6 pro Nacht) die Wirkung sehen. Es sind jetzt ungefähr drei Monate, dass ich das Zink einnehme und ich schlafe

ohne Alpträume und Schweißausbrüche. Meine Mutter meint auch, man könne wieder normal mit mir reden und meine Augen sähen nicht mehr "so traurig" aus. Sie hat einen großen Blumenstrauß für ihre Fürsorge und den Tipp bekommen, aber da der Test, der mir die Augen öffnete, von Ihnen stammt, musste ich doch wenigstens diese Zeilen schreiben. Dankbare Grüße ..."

Wie vielfältig die Auslöser für Zinkmangel sein können, zeigte mir folgende Zuschrift von Herrn Z.:
„Ich bin eigentlich nicht unmittelbar auf den Zinkmangel gestoßen, sondern über folgenden Umweg: Ich litt viele Jahre an Depressionen, wahrscheinlich schon seit dem 16. Lebensjahr (...). Nach ambulanten Behandlungen über drei Jahre, beginnend im Alter von 35, kam ich mit 40 in eine klinische psychosomatische Behandlung. In dieser Klinik fragte ich mich, warum soviele Patienten immer wieder kommen, also nicht endgültig geheilt werden. Ich fand die Lösung in den Schriften von Dr. Max Daunderer, Toxikologe aus München: Quecksilber aus dem Zahnamalgam verändert das Gehirn und löst bei empfindlichen Personen Depressionen aus. Ich ließ mir das Amalgam, auch das Gold, also sämtliche Metalle entfernen und begann eine Entgiftung mit dem von ihm in Deutschland eingeführten DMPS, offenbar das einzige Mittel, das wirklich in der Lage ist, Quecksilber auszuscheiden. Nur – es stellte sich keine Besserung meines Gemütszustandes ein.

Eine mich während der Entgiftungsphase begleitende Ärztin stellte bei mir dann einen gravierenden Zinkmangel fest: ich hatte einen Wert von 43 anstelle 180 bis 720 (Maßeinheit weiß ich nicht). Sie verabreichte mir daraufhin 1x wöchentlich eine Ampulle Unizink iv, gesamt 5 Stück. Erst nach der 3. Spritze bemerkte ich eine Reaktion, aber eine solche, die ich nie vergessen werde: ich bekam innerhalb einer Stunde nach der Spritze eine unverschämt gute Laune, wie ich sie schon lange nicht mehr erlebt hatte!"

Auch andere, die mit mir die Berater-Ausbildung gemacht hatten, ließen sich anstecken und fahndeten nach Zinkmangelfällen in ihrem Bekanntenkreis. Eine Kollegin berichtete mir damals: *„Eine Verwandte, die monatelang in einer psychiatrischen Abteilung der Landesklinik H. ohne Erfolg behandelt wurde, war nervlich total am Ende. Ihr Zustand wurde immer schlimmer; wenn man sich mit ihr unterhielt, war sie nur am Nörgeln und Schimpfen. Ihre Haut war fleckig und ihre Haare standen ab wie elektrisiert. Kurzum – ein Bild des Jammers. Bei einem Besuch habe ich ihr Zink empfohlen – zwei Wochen später trafen wir uns wieder – mir fiel sofort ihre neue Frisur auf. Sie erzählte mir von ihren Plänen und Hobbys. Keine Spur mehr von Jammern und Schimpfen. Ein ganz neuer Mensch stand da vor mir. Darauf angesprochen hat sie mir bestätigt, dass sie seit unserem letzten Treffen regelmäßig Zinkpräparate einnimmt. Sie selbst ist überzeugt, dass Zink ihr geholfen hat."*

Gates-Stiftung und Zink

Sehr spannend fand ich, dass vor einigen Jahren die Bill-und-Melinda-Gates-Stiftung in Bangladesh (und inzwischen in mehreren Ländern) große Kampagnen durchführte, mit deren Hilfe Tausende von Kindern, die bislang an Durchfallerkrankungen starben, mit Hilfe von einfachen Zinkpräparaten gerettet werden konnten. Es wurden sogar Fernsehserien produziert, in denen das Thema für die weniger gebildeten und des Lesens nicht kundigen Bevölkerungsschichten aufbereitet wurde. Auf ihrer Webseite schreibt die Stiftung dazu: *„Die meisten Todesfälle bei Kindern infolge von Durchfallerkrankungen (keine Ruhr) könnten durch die Einnahme einfacher Präparate wie Trinklösungen zur Rehydrierung und Zink verhindert werden. Diese sind jedoch nicht sehr weit verbreitet. Wir arbeiten mit Partnern in Indien, Nigeria und Burkina Faso zusammen, um eine größere Verfügbarkeit und breitere Anwendung* *dieser Präparate zu erreichen. Unsere Wahl fiel auf diese Länder, da in den dortigen Bevölkerungsgruppen besonders Kinder unter Krankheit leiden, eine große Bereitschaft zur Innovation besteht und wir auf starke Partnerorganisationen zurückgreifen können. So unterstützen wir beispielsweise im indischen Bundesstaat Uttar Pradesh die Clinton Health Access Initiative und andere Partnerorganisationen, die mithilfe von Öffentlichkeitskampagnen für die Verwendung von Trinklösungen und Zink als Behandlungsmitteln gegen Durchfall werben."*

Zudem fand ich im Laufe der Zeit immer wieder (verstärkt natürlich ab dem Zeitpunkt, als sich das Internet füllte und dort immer mehr Informationen über Zink und Zinkmangel auftauchten) Berichte und Studien, die meine eigenen Beobachtungen bestätigten. Sie bestärkten mich darin, meinem Verstand und dem anderer Praktiker zu trauen, selbst wenn immer noch kritische und „ungläubige" Stimmen zu hören waren. Einige Beispiele aus meiner Sammlung:

Zink und Augen

In mehreren Untersuchungen, so hat Dr. Lothar Burgerstein es in seinem lesenswerten „Handbuch Nährstoffe" zusammengestellt, wurde der Zusammenhang von Zinkversorgung und einer gesunden Netzhautfunktion bestätigt. Unsere menschliche Netzhaut weist die höchste Zinkkonzentration im Körper auf, und so ist es kein Wunder, dass bei Zinkmangel z.B. die Fähigkeit, in der Dämmerung zu sehen, leidet. Nachttiere haben übrigens z.T. bis zu 100 mal mehr Zink in der Netzhaut als wir.

Zink und Erkältungen

S. Mossad et al. (Ann. Intern. Med. 125, 1996, 81) konnten an 100 Erwachsenen zeigen, dass durch 13 mg Zink, verabreicht durch Lutschtabletten, die mittlere

Heilungszeit bis zum Verschwinden aller Symptome nur 4,4 Tage betrug, in der Placebogruppe hingegen 7,6 Tage. Die Behandlung mit Zink beschleunigte also die Heilung deutlich.

Zinkversorgung und Psyche bei älteren Patienten
Prof. Walter O. Seiler von der Universitätsklinik Basel bestätigt in einem Bericht über die Folgen von Zinkmangel bei älteren Patienten Beobachtungen hinsichtlich eines Zusammenhangs mit psychischen Beschwerden, wenn er als Symptome des Zinkmangels aufzählt: *„Depression, Stimmungslabilität, Gereiztheit, Apathie, Demenz, Müdigkeit ohne Erholung und schlechter Allgemeinzustand."* Neben Zinkmangel entdeckte er zudem gehäuft einen Mangel an Vitamin B12 bei Patienten, die in seine Klinik eingeliefert wurden (Ernährungsumschau 49/2002).

Zink und Akne
Ernst-Albert Meyer berichtet in der Pharmazeutischen Zeitung über einen Zusammenhang, den mir schon mehrfach jüngere Leute und auch Apotheker erzählt haben: *„In eine offene, randomisierte, vergleichende, kontrollierte Studie aus dem Jahr 1995 wurden 40 Männer im Alter von 18 bis 25 Jahren einbezogen, die seit mindestens einem Jahr an Acne papulopustulosa litten. 20 Probanden erhielten in der ersten Woche dreimal täglich 12 mg Zink-Ionen, ab der zweiten Woche dreimal täglich 6 mg. Die anderen 20 Studienteilnehmer nahmen in der ersten Woche zweimal täglich 250 mg Tetracylin und ab der zweiten Woche einmal täglich 250 mg. Die verringerte Dosierung hielten beide Gruppen drei Monate lang bei. Das Ergebnis: Am Studienende war in beiden Gruppen die Zahl der Komedonen, Papeln, Pusteln und Knoten signifikant und gleich zurückgegangen. Außerdem gaben die Patienten an, ihre subjektive Befindlichkeit habe sich gebessert. Anhand dieser Studie und in Anbetracht der unerwünschten Wirkun-*

gen einer Therapie mit Tetracyclin sollten Dermatologen die Zinksubstitution als Alternative in Erwägung ziehen. Übrigens: In Schweden und England wird seit vielen Jahren die Zinktherapie bei Akne mit Erfolg praktiziert.“
Quelle: http://ptaforum.pharmazeutische-zeitung.de/index.php?id=1585

Zink und ADHS
In mehreren Studien, unter anderem aus den USA, dem Iran und der Türkei, wurde gezeigt (was mir auch von Betroffenen bestätigt wurde), dass Zink einen positiven Einfluss auf dieses Beschwerdebild hat. Eine gute Übersicht über verschiedene Nährstofftherapien bei ADHS, u.a. die erwähnten zum Zink, finden sich auf der Webseite www.adhs-ernährung.com/index.php/mikronaehrstoffe/9-mikronaehrstoffe/57-hirnstoffwechsel-mikronaehrstoffe.html

Auch die Kombination der üblichen Medikamente mit Zink ergab einen positiven Effekt, wie die Apotheker-Zeitung berichtet: *„In einer doppelblinden und placebokontrollierten Studie mit 44 an ADHS erkrankten Kindern (Alter: 5-11 Jahre) wurde der Effekt einer sechswöchigen Gabe von Zink (15 mg/Tag) zusätzlich zur Therapie mit Methylphenidat (…) geprüft. Die Einschätzung der Eltern ergab, dass die Schwere der ADHS-Symptomatik durch die zusätzliche Gabe von Zink signifikant verbessert wurde.“*
Quelle: www.deutsche-apotheker-zeitung.de/daz-az/2009/daz-14-2009/methylphenidat-und-zink

Tipp: Falls Sie mehr Studien zu Zinkmangel, auch in Kombination mit einer für Sie wichtigen Krankheit finden möchten, lohnt sich eine Internet-Recherche mit den entsprechenden Stichworten (für Mediziner auch in deren fachspezifischen Datenbanken).

Fünf beispielhafte Fallgeschichten

Die folgenden Fallgeschichten, die meist aus mehreren Erfahrungsberichten zusammengestellt wurden, sollen für das Zusammenspiel verschiedener Faktoren im Hinblick auf ein bestehendes Zinkmangelrisiko bzw. die möglichen Wirkungen einer erhöhten Zinkzufuhr sensibilisieren.

Ein Schuljunge braucht auch Zink

Seit einiger Zeit zeigte Andreas immer häufiger Erschöpfungsphasen, die seine Eltern vorher so nicht bei ihm kannten. Er war häufig erkältet und es dauerte bis zu zwei Wochen, ehe er wieder ganz gesund war. Oft kamen noch schmerzende Fieberbläschen hinzu. Verändert hatte Andreas auch seine Ernährung. Seit nämlich eine gutmeinende Lehrerin die Kinder über die Vorgänge in den Schlachthöfen aufgeklärt hatte, weigerte er sich, Fleisch und Gummibärchen zu essen. Die Eltern respektierten zwar diese Reaktion ihres Sohnes und bewunderten ihn für seine Konsequenz, jedoch klärten sie ihn nach Rücksprache mit mir über die Nährstoffe auf, die er sich dadurch vorenthielt. Gemeinsam entschied man sich für eine Zinkkur mit Brausetabletten, die zweimal täglich eine gute Stunde vor dem Essen aufgelöst getrunken wurden (jeweils eine viertel Tablette, zusammen also 12,5 mg am Tag). Schon nach kurzer Zeit ging die Erkältungsneigung zurück und das Lernen machte ihm wieder mehr Spaß, da er sich besser konzentrieren konnte. Eine Untersuchung bei der Kinderärztin ergab zudem einen leichten Eisenmangel, der mit einem Eisenpräparat erfolgreich ausgeglichen wurde.

Zinkarm durch fleischlose Ernährung

Nach dem frühen Tod ihres Mannes, mit dem sie fast 30 Jahre verheiratet war, zog sich Barbara immer mehr von den gemeinsamen Freunden, meist

Paaren, zurück. Sie konnte Paare nicht mehr ertragen, da diese sie zu sehr an ihren Verlust erinnerten. Stattdessen ging sie lieber mit einer Schulfreundin, die sie auf der Beerdigung wieder gesehen hatte, in deren Meditationsgruppe. Hier wurden keine Fragen gestellt, sie konnte abschalten und gewann auch die dort übliche fleischlose Ernährung immer lieber. Sie erkannte, dass sie wohl eher ihrem Mann zuliebe so häufig Fleisch gekocht hatte und fühlte sich bald wie befreit. Trotzdem verging ihre Trauer nicht, sie verspürte immer öfter depressive Stimmungen, vor allem am Morgen, die sie früher nicht gekannt hatte. Auch die vielen schlaflosen Nächte machten ihr zu schaffen. Eine Psychotherapie, die ihr ihre Ärztin vorschlug, wollte sie erst dann beginnen, wenn alles andere nicht half. Über eine Broschüre im Wartezimmer kam sie auf das Thema Zink und da viele der dort beschriebenen Symptome ihren Beschwerden entsprachen, begann sie auf eigene Faust eine Zinkkur. Bald war sie wieder „ganz die Alte", zumal sie nicht nur das Zinkpräparat nahm, sondern auch insgesamt mehr auf eine gute Versorgung mit Nährstoffen achtete.

Unglücklich verliebt und zu viel Bildschirmarbeit
Nach dem Abschluss seiner Berufsausbildung war Claus mit knapp 20 rasch in seine erste eigene Wohnung gezogen. Er machte ein Freiwilliges Soziales Jahr und half in der dortigen Einrichtung abends noch ehrenamtlich dabei, die EDV und die Internetseiten in Schuss zu bringen. Er schlief nur wenige Stunden, vielleicht auch deshalb, weil er sich verliebt hatte, ihm aber der Mut fehlte, die Angebetete mit seinen Gefühlen zu konfrontieren. Stattdessen machte er noch mehr Sport als früher und füllte damit seine Wochenenden aus. Trotzdem fühlte er sich mehr und mehr überfordert und gestresst. Bald ging es ihm so

schlecht, dass er nur noch bei den Spaziergängen im Wald einigermaßen zur Ruhe kam. Dort jedoch musste er immer wieder daran denken, sich einfach an einem der Bäume aufzuhängen und dann Ruhe vor allem zu haben. Er erschrak über diese Gedanken, da er sich als religiöser Mensch nichts Schlimmeres vorstellen konnte, als sich selbst das Leben zu nehmen. Sein Pfarrer wusste zwar keinen Rat, drängte ihn aber, einen Arzt aufzusuchen. Dieser fand im Blutbild einen heftigen Eisenmangel und empfahl Claus aus Erfahrung, parallel zum Eisen auch Zink und B-Vitamine einzunehmen. Zudem bekam er ein Psychopharmaka. Bei den wöchentlichen Kontrollterminen zeigte sich bald, dass sein Gesamtzustand besser wurde, so dass das Medikament wieder ausgeschlichen werden konnte. Nach drei Monaten kam es ihm fast wie ein Wunder vor, dass sich sein Zustand normalisiert hatte, auch wenn ihm nach wie vor der Mut fehlte, seinen Schwarm anzusprechen.

Schlafstörungen nach Tod der Ehefrau
Seit Hartmuts Frau vor zwei Jahren nach jahrelangem Krebsleiden viel zu jung gestorben war und er jetzt für ihre drei Kinder alleine verantwortlich war, ging es immer weiter bergab mit ihm, so sein Gefühl. Schon die Jahre der Krankheit, das Hoffen und Bangen, die vielen Chemotherapien und vor allem die Rückfälle, hatten an seinen Nerven gezehrt. Er bemühte sich redlich, sich auf der Arbeit und vor den Kindern nichts anmerken zu lassen.

Je weniger er jedoch erholsamen Schlaf fand und je schlechter sein Gedächtnis wurde, desto mehr fiel sein Zustand auch anderen auf. Seine Mutter, die für die Kinder sorgte, wenn er nicht da war, stellte ihm alle möglichen Wundermittelchen auf den Tisch, die er jedoch als kritischer, aufgeklärter Mensch dankend ablehnte. Stattdessen fragte er einen befreundeten Apotheker um Rat, vor allem wegen seiner Schlafstörungen. Der erstellte mit ihm eine Liste aller Beschwerden, die er in letzter Zeit hatte und erkannte, dass so gut wie alle auf der Liste der Zinkmangelbeschwerden standen. Das leuchtete Hartmut ein und er fing an, sowohl das Zinkpräparat zu nehmen, das der Freund ihm mitgab, als auch, seine Ernährung wieder vielseitiger und auch mineralstoffreicher zu gestalten. Schon nach wenigen Tagen konnte er besser schlafen. Mit der Zeit vergingen so gut wie alle Symptome auf der Liste und seine Zuversicht wuchs, dass er irgendwann auch mit seinem großen Verlust würde umgehen können.

„So einfach kann es doch nicht sein, Herr Winkler"

Eines Tages rief mich eine alte Bekannte an und bat um Rat wegen ihrer Tochter, die seit dem erfolgreich bestandenen Abitur ihr Zimmer nicht mehr verlassen hatte. Dort saß sie nur herum, aß große Mengen Schokolade und war zu nichts zu motivieren. Auch das Studium, das sie eigentlich geplant hatte, war plötzlich kein Thema mehr. Für die Eltern, beide sehr gebildet, sah dies nach einer Depression aus und sie fragten nach meiner Meinung, was zu tun wäre.

Die Sache mit der Schokolade machte mich hellhörig, da ich schon einige Fälle kannte, in denen Heißhunger auf Schokolade als Zeichen für Zinkmangel auftauchte. Als ich noch andere Zinkmangelsymptome abfragte, verstärkte sich mein Verdacht. Ich empfahl also vor oder parallel zu weiteren Schritten eine Zinkkur. Fast empört rief mich kurz darauf der Vater zurück und meinte kurz und knapp: "So einfach kann es doch nicht sein, Herr Winkler!"

Ich war solche Reaktionen zwar gewöhnt, aber trotzdem enttäuscht, da ich auf Grund seines Bildungsniveaus etwas mehr Offenheit für gute Argumente erwartet hatte. Jedenfalls wurde die „Kranke“ für längere Zeit in eine teure Privatklinik geschickt, wie ich später erfuhr. Ergebnis: Die Tochter saß wieder in ihrem Zimmer und hatte die Schublade voller Schokolade, worunter (so die Ansicht der Eltern) inzwischen auch die Haut gelitten hatte. Zumindest lautete die Bitte des zweiten Anrufs, ob ich nicht doch mit ihr sprechen könne. Dem kam ich natürlich gerne nach und mit einer guten Tafel dunkler Schokolade, einer Packung Zinktabletten und etwas Fachliteratur ausgestattet, betrat ich das „Verlies“.

Der auf den ersten Blick erkennbar schlechte Gesamtzustand der jungen Frau ließ mich noch stärker auf eine Zinkproblematik tippen und während eines langen Spaziergangs mit Mutter und Tochter konnte ich nun die Aufklärungsarbeit leisten, die ich schon vor Monaten angeboten hatte. Im Ergebnis begann sie eine längere Zinkkur. Die Lust auf Schokolade wurde immer weniger, ebenso die depressiv-melancholische Grundstimmung und nach einiger Zeit bekam ich den dritten Anruf, diesmal mit der Mitteilung, dass sie demnächst ihr Studium beginnen würde und wieder weitestgehend fit wäre. Offenbar hatte auch hier die Zinkkur den Unterschied zum Besseren bewirkt.

12. Liste aller mit Zink in Verbindung gebrachten Beschwerden

Bei den Stichworten in den folgenden beiden Listen kann an ein mögliches Zinkmangelrisiko oder zumindest an eine Zinkkur zum Ausgleich einer denkbaren Unterversorgung gedacht werden.

Die vorliegenden Berichte und Studien lassen – auch wenn es für fast jede Krankheit viele verschiedene Ursachen gibt – folgenden Schluss zu: Die aufgeführten Krankheiten und Beschwerden können im individuellen Fall (auch) ein Hinweis auf eine bestehende Unterversorgung mit Zink sein.

Gerade wenn andere Therapieversuche nicht den erwarteten Erfolg zeigen, kann eine höhere Zinkzufuhr ein aussichtsreicher Therapieansatz sein.

Die Liste ist der Übersichtlichkeit halber in einen eher umgangssprachlichen und einen medizinisch-fachsprachlichen Teil gegliedert.

Umgangssprachliche Begriffe im möglichen Zusammenhang mit Zinkmangel:
Aggressivität, Akne, Allergien, ALS, Alzheimer-Erkrankung, Angstzustände, Appetitmangel, Arterienverkalkung, Aufwachprobleme, Auszehrung (z.B. im Alter), Bauchspeicheldrüsenentzündung, Bluthochdruck, Blutkrebs, Depressionen, Durchfallerkrankungen, Durchschlafschwierigkeiten, Einschlafschwierigkeiten, Erkältungen, Fehlgeburtsneigung, Fieberbläschen, Fressanfälle, Fruchtbarkeitsprobleme, Gedächtnisschwäche, Gedankenstörungen, Geisteskrankheiten, geistige Entwicklung (verzögerte), Geruchsempfinden (gestörtes), Geschmacksverlust, Geschwüre, Gewichtsverlust (rascher oder starker), Gleichgewichtsstörungen, Gürtelrose, Haarausfall (starker oder kreisrunder), Haare (dünner Wuchs, frühzeitiges Ergrauen, glanzlos oder Zustand allgemein schlecht), Hautprobleme verschiedener Art, Heißhunger (z.B. auf Fleisch, Schokolade, Nüsse, Marzipan, Kakao), Herz-Kreislauf-Erkrankungen, Hörprobleme, Immunprobleme, Immunschwäche, Impotenz, Infektanfälligkeit erhöht, Kariesbefall,

Kleinwüchsigkeit bei Kindern und Jugendlichen, Körpergeruch (stark, unangenehm oder eher ungewohnt), körperliche Entwicklung verzögert, Konzentrationsschwäche, Krebserkrankungen, Lebererkrankungen, Lernstörungen, Lesestörung, Lustlosigkeit (andauernde), Lustlosigkeit (sexuelle), Magengeschwüre, Magersucht, Mongolismus, Mundgeschwüre, Mundwinkeleinrisse, Muskelzucken, Nachtblindheit, Nahrungsverwertung schlecht (Eiweiße und Kohlenhydrate), Nagelflecken (weiße), Nagelveränderungen, Nervenkrankheiten, Neurodermitis, Ohrgeräusche, Parkinson'sche Krankheit, Persönlichkeitsveränderungen, Pfeiffer-Drüsenfieber, Pilzbefall (starker), Prämenstruelles Syndrom, Prostatabeschwerden, rätselhafte-ungeklärte Erkrankungen, religiöse Wahnvorstellungen, rheumatische Beschwerden, Schizophrenie, Schuppen, Schuppenflechte, Schwachsinnigkeit, Schwangerschaftsbeschwerden, Schwangerschaftsdepressionen, Schwangerschaftsstreifen, Schweißabsonderung (starke), Sehstörungen, Selbstmordgedanken, Selbstmordversuche, sexuelle Unlust, sexuelle Unterentwicklung, Störungen der Feinmotorik (z.B. schlechte Handschrift), Störungen im Hormonsystem, Teilnahmslosigkeit, Tumorerkrankungen, Übergewicht, Unterernährung, Untergewicht bei Säuglingen, Unterschenkelgeschwüre, Verhaltensstörungen, Verhaltensauffälligkeiten, Verkleinerung der Hoden, Wachstumshemmung, Weißfleckenkrankheit, Wundheilungsprobleme, Wurmerkrankungen, Zittern (z.B. der Hände), Zuckerkrankheit, Zungenentzündung.

Medizinische Fachbegriffe im möglichen Zusammenhang mit Zinkmangel:

Aborte, rezidivierende, Acne vulgaris, Acrodermatitis enteropathica, Adipositas, Adynamie, Alopecie, Alopecie areata, Amyotrophe Lateralsklerose, Anorexia nervosa, Apathie, Arteriosklerose, Atopisches Ekzem, Autismus, Bulimie, Chronische Pankreatitis, Colitis ulcerosa, Dekubitusneigung, Demenz, Depigmentierung der Haare, Depressionen, Depressionen (endogene), Dermatosen der Kopfhaut, Dermatosen (therapieresistente), Diabetes mellitus, Diarrhoe, Down-Syndrom, Dyslexie, Dysosmie, Enzephalopathie, Enzymstörungen, FPCAS (Folliculitis et Perifolliculitis capitis abscendens et suffodiens), Geistige Retardierung, Geophagie, Glossitis, Gynäkologische Infektionen, Herpes labialis, Herpes zoster, Hyperaktivität bei Kindern, Hyperkeratosen, Hypertonie, Hypogeusie, Hypoproteinämie, Immunschwäche, Immunstörungen, Infertilität, Kachexie, Kardiovaskuläre Erkrankungen, Karzinome, Kurzdarmsyndrom, Labyrinthstörungen, Leberfibrose, Leberzirrhose, Leukämie, Leukonychie, Lymphopenie, Morbus Alzheimer, Morbus Crohn, Morbus Hodgkin, Morbus Parkinson, Multiple Sklerose, Mykosen, Myokardinfarkt, Parenterale Ernährung, Osteomalazie, Panaritium, Paronychie, Peptisches Ulcus, Photophobie, Porphyria cutanea tarda, Psoriasis vulgaris, Psychosen, psychotische Zustände, Rosacea, Schallempfindungsschwerhörigkeit, Schistomiasis, Schizophrenie, Scheimhautathropien, Senile und Präsenile Demenz, Spina bifida, Sprue, Störungen der zerebralen Funktion, Störungen im Zentralnervensystem, Striae distensae, Suizidale Tendenzen, Suizidversuche, Terminale Niereninsuffizienz, Tremor, Ulcera, z.B. Ulcus cruris, Tinnitus, Vitamin-A-Stoffwechselstörungen, Vitiligo, Zerebellare Ataxie, Zöliakie.

Vermutlich sind diese Listen nicht vollständig, da permanent neue Anwendungsmöglichkeiten für die Zinktherapie bzw. Krankheiten entdeckt werden, die durch Zinkmangel ausgelöst oder verstärkt werden.

13. Warum wissen viele Mediziner noch so wenig über Zink?

Ein befreundeter Arzt sagte mir zu Beginn meiner "Zinkstudien", er habe den Verdacht, dass 99% seiner Kolleginnen und Kollegen weniger über das Thema wüssten als ich (und damals wusste ich noch lange nicht so viel wie heute). Wie kann das sein? Offenbar spielen Mineralstoffe und Vitamine im Allgemeinen oder Zink im Speziellen weder im Studium noch in der praktischen Arbeit der meisten Mediziner eine große Rolle, ebensowenig das Ernährungsverhalten der Patienten insgesamt. Eine Ärztin, die eine Diät verschreibt, ist wohl eher selten. Stattdessen stehen Medikamente meist an erster Stelle.

Zudem sind vor allem Krankheits*diagnosen* und die Suche danach mit der Kasse abrechenbar. Ein „Zinkmangelverdacht" hingegen nicht. Hier ist der „Gemeinsame Bundesausschuss", der in Deutschland festlegt, was von den Krankenkassen bezahlt wird und was nicht, in die Falle der so genannten Evidenzbasierten Medizin getappt, die nur das als wirksam anerkennt, was durch aufwändige Studien als wirksam belegt wurde. Alle Mittel und Therapien jedoch, für die solche Belege nicht vorliegen – selbst wenn die praktische Erfahrung eine hohe Wirksamkeit nahelegt – werden aussortiert.

Bei meinem Bruder hatte diese Schwachstelle im Gesundheitssystem tödliche Folgen (wie mir im Nachhinein der Leiter der Klinik berichtete, in der er bis zu seinem Tod untergebracht war): Er wurde zwar für viel Geld in einem Kernspintomografen untersucht (wegen Verdacht auf einen Hirntumor) und sein Blut wurde auf Magnesiummangel getestet. Beides bezahlte die Krankenkasse ebenso anstandslos wie die teuren Psychopharmaka, stationäre Psychotherapie und natürlich den mehrwöchigen Aufenthalt in der Klinik selbst. Eine Untersuchung auf Zinkmangel jedoch steht ebensowenig auf der Liste der von der Kasse bezahlbaren Untersuchungen, wie eine kleine Packung Zinktabletten für einen Ex-juvantibus-Test – also dachte auch niemand daran.

Meine Schlussfolgerung: Auch wenn unsere moderne Medizin sehr gut ist und viele früher unheilbare Krankheiten heilt, gibt es doch große Lücken, die letztlich nur von den Patienten selbst (oder ihren Angehörigen und Freunden) geschlossen werden können. Zum Glück gibt es nun das Internet, das bei der Eigenrecherche sehr hilfreich sein kann. Oft sind inzwischen Patienten ebenso gut oder manchmal sogar besser über ein Krankheitsbild informiert als die Fachkräfte. Viele Ärztinnen und Ärzte stellen sich vorsorglich darauf ein und fragen die Patientinnen, was sie denn selbst schon herausgefunden haben, bevor sie ihr (unter Umständen lückenhaftes) Fachwissen preisgeben oder in ihre Bücher schauen.

Lösungsorientierung und Salutogenese

Spannend und überaus hilfreich wären hier auch die Erkenntnisse der Lösungsorientierten Denkschule wie sie etwa Paul Watzlawick, Steve de Shazer und Insoo Kim Berg entwickelt haben: Sie achtet mehr auf das Gelingende als auf Probleme und Beschwerden. *"Mehr von dem, was funktioniert!"* ist hier das Motto. Die Fragen zielen nicht mehr so sehr auf den kranken Anteil eines Menschen oder die Zeiten der Krankheit, sondern mehr auf die Unterschiede zwischen gesund und krank sowie auf alles, was die Kranken selbst beobachten und zu ihrer Besserung beitragen können. Ebenfalls in diese Richtung weist die so genannte „Salutogenese" des Soziologen Aaron Antonovsky

(1923-1994), die der Frage nachgeht, was Menschen gesund hält (anstatt der üblichen Fragen nach dem, was uns krank macht). Zu lange wird oft nach den möglichen Ursachen für Beschwerden gesucht, anstatt die denkbaren Lösungsansätze auszuprobieren.

Den Unterschied zwischen der meist üblichen Vorgehensweise (links) und der lösungsorientierten (Zinkkur als Universalschlüssel, rechts), zeigt dieses Schaubild: Die Diagnose findet erst nach dem praktischen Versuch statt.

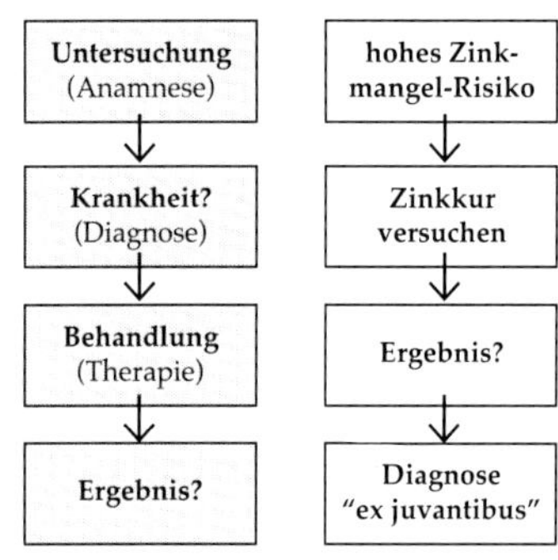

Gerade in Sachen Ernährung, Mineralstoffe und Vitamine könnte so ein lösungsorientierter Blickwinkel vielleicht mehr zur Gesundheitsförderung beitragen (auch präventiv) als viele teure Studien, Programme und neue Medikamente. Hierzu müssten aber die Studieninhalte der Mediziner und Heilpraktiker nachgebessert und die vom Gemeinsamen Bundesausschuss freigegebenen Behandlungsmöglichkeiten deutlich ausgeweitet werden.

Wundern Sie sich also bitte nicht, wenn Ihre Ärztin, Ihr Arzt oder Psychotherapeuten noch wenig oder gar nichts über Zink wissen – und trauen Sie sich, die Sache selbst in die Hand zu nehmen und sich ausreichend Wissen anzueignen, um eigene Erfahrungen zu sammeln. Genau dazu habe ich dieses Buch geschrieben, wobei ich froh wäre, es würde irgendwann überflüssig, weil das Wissen um Zink und Zinkmangel Allgemeingut geworden ist.

Aber um die schon vorhandenen positiven Ausnahmen nicht zu verschweigen: Immer öfter höre ich in den letzten Jahren, dass Ärztinnen und Ärzte offensiv über Zink aufklären, vor allem Haut- und Frauenärzte. Auch will ich nicht unterschlagen, dass ich zu Beginn meiner Nachforschungen einen großen Teil meines Wissens zum Thema Zink aus einem Sammelband hatte, den 29 Ärzte (viele davon Professoren, Direktoren oder leitende Ärzte namhafter Kliniken) schon 1991 unter dem Titel

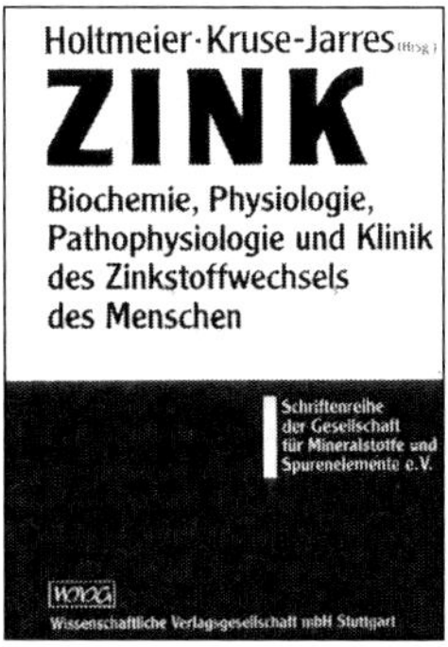

„Zink. Biochemie, Physiologie, Pathophysiologie und Klinik des Zinkstoffwechsels des Menschen" mit Dr. H. J. Holtmeier und Dr. J. Kruse-Jarres in der Wissenschaftlichen Verlagsgesellschaft Stuttgart herausgegeben haben.

Medizinern, die sich für Zink interessieren, kann ich dieses Werk sehr empfehlen (auch wenn es nur noch antiquarisch erhältlich ist). Um einen Eindruck davon zu geben, in welchen Bereichen schon damals Erfahrungen zur Zinktherapie vorlagen, hier eine Auswahl der ausführlich besprochenen Themen:

- *Spurenelemente und Vitamine in der Immunologie*
- *Zinkstoffwechsel bei kardiovaskulären Erkrankungen*
- *Zink bei Erkrankungen der Leber und des Gastrointestinaltraktes*
- *Zink in der Ohrenheilkunde*
- *Zink in der Dermatologie*
- *Zink in der Tumortherapie bei Kindern*
- *Bedeutung des Zinks in der Gynäkologie*
- *Zink in der Schwangerschaft*

14. Zink und Psyche

Besserung psychischer Beschwerden durch Zinktherapie – neue Hoffnung für ein altes Thema?
Seit Menschen seelischer Not und psychischen Beschwerden ausgesetzt sind, wurden verschiedenste Methoden angewendet, um zu helfen oder zu heilen. Die durchaus lehrreiche und spannende Geschichte der Psychotherapie ist im umfangreichen Buch „Die Entdeckung des Unbewussten" von Henry F. Ellenberger eindrucksvoll beschrieben. Er hat aus aller Welt und aus vielen Kulturkreisen Beispiele gesammelt, die uns heute meist nicht mehr geläufig sind und deren Anwendung moderne Psychotherapeuten vermutlich ablehnen würden – etwa die Tempelheilung im alten Griechenland, die Heilung durch Beichte vor einem Priester, die "Teufelsaustreibung", das Zurückbringen der "verloren gegangenen Seele des Patienten" oder das reiche Beschenken eines Erkrankten durch die Dorfgemeinschaft.

Ebenso gibt es viele Therapieansätze, über die keine Einigkeit (mehr) herrscht, ob sie denn den modernen Ansprüchen genügen oder vielleicht nur Scheinbehandlungen darstellen, die vom Placeboeffekt leben. Dazu zählen z.B. die Hypnose, die homöopathische Behandlung (aus meiner Sicht durchaus eine Form der Psychotherapie, wenn auch zumeist unter Vorgabe unhaltbarer Wirkungsweise), die Elektroschock-Therapie oder die Behandlung psychisch Erkrankter mit Hilfe von nebenwirkungsreichen Psychopharmaka (hier haben neuere Studien in den USA gezeigt, dass viele davon nicht wirksamer sind als ein Placebo).

Die Suche nach den besten Behandlungen ist also aus meiner Sicht noch lange nicht abgeschlossen und die eher wenig neugierige Haltung der offiziellen Stellen hierzu verwundert. So habe ich über die Jahre viele Kliniken und Therapeuten auf die Beobachtungen zur Wirkung der Zinktherapie auf psychische Beschwerden angeschrieben, jedoch so gut wie keine Offenheit dafür erlebt. Ein Chefarzt meinte: *"Wenn Sie mir eine Million für eine Studie mitbringen, testen wir das gerne."* Hingegen sind selbst offiziell eher ablehnende Mediziner im privaten Gespräch durchaus bereit, sich mit dem Thema zu befassen oder sogar selbst eine Zinkkur zu machen.

Es lässt sich schon bei nur oberflächlicher Kenntnis der Psychiatrie und Psychotherapie in Deutschland durchaus feststellen, dass viele als „psychisch" diagnostizierten Beschwerden ohne Psychopharmaka kaum behandelt werden könnten. Trotzdem bleiben viele Patienten „krank", werden also nicht wirklich geheilt (wie oft bei rein körperlichen Beschwerden der Fall). Die Akzeptanz von Psychopharmaka in der Bevölkerung ist eher niedrig und die Nebenwirkungen (bis hin zu erhöhter Suizidneigung) sind so stark, dass meist mehr als ein ungutes Gefühl auftritt, wenn der Arzt sein Rezept schreibt. Viele Patienten mit psychischen Problemen bleiben so ein Leben lang auf oft nebenwirkungsreiche Medikamente angewiesen.

Wann ist eine Zinktherapie bei psychischen Beschwerden sinnvoll?

Für die normale psychologische Praxis wäre es also möglich und sinnvoll, die übliche Abfolge „erst Diagnose, dann Therapie" einmal umzukehren (wie in der Skizze auf S. 68 zu sehen) und bei ausreichender Aussicht auf den Erfolg einer Zinkkur diese einfach testweise durchzuführen (das können Patienten auch ohne den Arzt in eigener Verantwortung tun, zumal ja Zinkpräparate oder zinkreiche Lebensmittel frei verkäuflich sind).

Je mehr der folgenden fünf Merkmale vorliegen, desto sinnvoller oder sogar gebotener erscheint auf diesem Hintergrund ein Versuch im Sinne einer "diagnosis ex juvantibus" oder (um einen Fachbegriff aus der Lösungsorientierten Kurztherapie zu verwenden) eines "Universalschlüssels".

Fünf Merkmale, wann eine Zinkkur speziell bei psychischen Beschwerden sinnvoll sein kann:

1. Es liegt ein hohes Zinkmangelrisiko vor (ermittelt z.B. über den Test in Kapitel 5).

2. Andere therapeutische Interventionen brachten bisher nicht den erhofften oder üblichen Erfolg (das betrifft auch die Wirksamkeit von Psychopharmaka; hier weiß ich von zahlreichen Fällen, in denen erst eine ausreichende Zinkversorgung die Medikamente so wirken ließ, wie erhofft).

3. Neben den psychischen Beschwerden liegen weitere mentale oder körperliche Beschwerden vor, die zum Themenkreis „Zinkmangel" gerechnet werden (vgl. Kap. 12).

4. Es gab oder gibt so genannte „Ausnahmezeiten", in denen das psychische Befinden besser ist (was auf eine unabsichtlich höhere Zinkzufuhr hinweisen könnte, z.B. durch andere Ernährungsweise).

5. Die akuten Beschwerden des Patienten tendieren in Richtung Hoffnungslosigkeit, Verzweiflung oder gar Suizidgedanken (weil keine Behandlung die Beschwerden bessert; wobei bei Suizidneigung auch die Erhöhung des Lithiumspiegels bedacht werden sollte, da Lithiummangel oft parallel zum Zinkmangel auftritt).

Mineralstoffe und Vitamine mit psychisch-mentalen Wirkungen

Da es eine ganze Reihe weiterer Nährstoffe gibt, bei denen psychische oder mentale Wirkungen beobachtet wurden, hier noch eine etwas ausführlichere Liste. Sie gibt bei Bedarf vielleicht noch zusätzliche Anregungen, welche Nährstoffmängel außer Zinkmangel Sie im Auge behalten sollten:

Nährstoff:	**mögliche Mangelerscheinung:**
Calcium	erhöhte Erregbarkeit des Nervensystems
Magnesium	Delirium, Konzentrationsmangel, Angstzustände, Depressionen, Nervosität
Natrium	Verwirrtheit, Apathie
Eisen	Schlappheit, Müdigkeit, schlechte Konzentration, Gereiztheit
Lithium	Aggressivität, manisch-depressive Stimmungswechsel, „Ohrwürmer“, Suizidneigung
Silizium	zwanghaftes Kratzen (wird dann oft als psychische Störung gesehen)
Jod	fehlender Antrieb, Schlafbedürfnis, Depressionen
Niacin	Müdigkeit, Depressionen, Verwirrungszustände, Merkstörungen, Appetitverlust, evtl. Schizophrenien
Pantothensäure	Abgeschlagenheit, Müdigkeit, Depressionen
Vitamin C	div. psychische Störungen
Vitamin B1	Störung des emotionalen Gleichgewichts
Vitamin B2	Lustlosigkeit, Depressionen, Persönlichkeitsveränderungen
Vitamin B6	Hyperaktivität, nervöse Störungen, Depressionen, Angstzustände, Verwirrung, keine Traumerinnerung
Biotin und Folsäure	div. psychische Beschwerden, Depressionen, Angstzustände
Vitamin B12	Gereiztheit, Unruhe, Unfähigkeit zum Stillsitzen, Aggressivität, Gedächtnisstörungen, Hyperaktivität, Psychosen, Depressionen

Umgekehrt können Sie auch aus den Beschwerdebildern möglicherweise fehlende Nährstoffe ableiten:

Beschwerdebild	möglicherweise fehlender Nährstoff
Aggressivität	Vitamin B12, Zink, Magnesium, Folsäure, Lithium
Angstzustände	Vitamin B1, -B6, Zink, Magnesium, Biotin, Folsäure
Depressionen	Zink, Vitamin B1, -B2, -B6, -B12, Jod, Biotin, Lithium, Folsäure, Niacin, Magnesium
Gedächtnisschwäche	Zink, Folsäure, Vitamin B12
Hyperaktivität	Vitamin B6, -B12, Zink
Konzentrationsschwäche	Zink, Magnesium, Eisen, Folsäure
Lustlosigkeit	Zink, Vitamin B2
Merkstörungen	Niacin, Zink
Ruhelosigkeit	Vitamin D, Vitamin B12
Schlafbedürfnis	Jod
Suizidgedanken	Zink, Lithium
Stressgefühl	Vitamin A, Vitamin B12, Zink
Traumerinnerung gering oder fehlend	Vitamin B6
Verwirrtheit	Vitamin B6, Niacin, Natrium
Zwangsgedanken	Lithium

15. Zink und Immunsystem

Dass Zink für unser Immunsystem notwendig und hilfreich ist, hat sich inzwischen so weit herumgesprochen, dass sogar das eher kritische Ärzteblatt darüber berichtet: *„Die Cochrane Collaboration kam in einer Meta-Analyse kürzlich zu dem Ergebnis, dass die Einnahme von Zink in den ersten 24 Stunden Dauer und Schweregrad einer Infektion reduzieren kann."*

Quelle: www.aerzteblatt.de/nachrichten/53373

Dr. Peter Schleicher, ein Immunologe aus München, schrieb bereits 1991 (in Holtmeier/Kruse-Jarres: Zink) über die Bedeutung der Nährstoffversorgung für das Immunsystem: *„Exakte klinische Untersuchungen über den direkten Einfluss von Spurenelementen und Vitaminen auf unser Immunsystem liegen derzeit nur in beschränkter Zahl vor. Von der klinischen Wirksamkeit auf das humorale und zelluläre Abwehrsystem muss jedoch bei folgenden Spurenelementen und Vitaminen ausgegangen werden: Zink, Lithium, Selen, Magnesium, Mangan, Vitamin A, Vitamin C, Vitamin E. (…) Unser Immunsystem verfügt über Wirkmechanismen mit sehr hoher Enzymaktivität, die alle überdurchschnittlich zinkhaltig sind. Zink hat eine enorme Bedeutung bei der Aufrechterhaltung der Immunhomöostase."*

Und dass unser Immunsystem nicht nur im Fall von simplen Erkältungen oder vielen Arten von Allergien, sondern auch bei ernsthaften Erkrankungen wie Krebs eine entscheidende Rolle spielt, wurde der Fachwelt spätestens im Jahr 2001 bewusst, als auf einer Arbeitstagung über experimentelle Krebsforschung in Heidelberg über 50 Methoden vorgestellt wurden, wie Krebserkrankungen mit Hilfe des Immunsystems bekämpft werden können. Nach meinem (eher laienhaften) Verständnis entstehen viele Krebserkrankungen dadurch, dass die permanent und bei jedem Menschen entstehenden Krebszellen vom Immunsystem nicht mehr in Schach gehalten werden können. Man könnte also durchaus der Spur nachgehen, ob es nicht sinnvoll wäre, das Immunsystem regelmäßiger zu überprüfen und im Fall einer geschwächten Aktivität gezielt zu stärken.

Interessant erscheint mir auch, was auf der deutschen *Wikipedia-Seite* zum Immunsystem zu finden ist (zumal Zink hier explizit erwähnt wird):

„Die Redewendungen „Stärkung des Immunsystems" und „Stärkung der Abwehrkräfte" werden häufig als Claim in der Werbung für Nahrungsergänzungsmittel, Functional Food und alternativmedizinische Heilmittel verwendet. (…) Als Grundlage für ein gesundes Immunsystem gelten eine ausgewogene Ernährung des Menschen, die alle für den Organismus notwendigen Stoffe wie beispielsweise Mineralstoffe (besonders Eisen, Zink und Selen) und Vitamine enthält, und ausreichend Schlaf; des Weiteren sollte lange andauernder (chronischer) Stress vermieden werden."
Quelle: http://de.wikipedia.org/wiki/Immunsystem

Sind das Immunsystem und die Psyche womöglich zwei Seiten der gleichen Medaille?
Wenn mich meine jahrelange Beobachtung nicht täuscht, tauchen psychische Probleme und ein schwaches Immunsystem sehr häufig parallel auf.

Dies lässt über den bekannten Einfluss einer stabilen Psyche auf das Immunsystem auch den Schluss zu, dass es sich bei beiden Phänomenen möglicherweise um „zwei Seiten der gleichen Medaille" handelt.

Gerade in Bezug auf die Zinkversorgung fällt zumindest auf, dass Zinkmangel sehr häufig sowohl zu einer „kranken" Psyche, als auch zu einem geschwächten Immunsystem führt oder beiträgt. Für mich selbst habe ich jedenfalls die Konsequenz gezogen, schon bei scheinbar lapidaren Anzeichen eines schwächelnden Immunsystems wie Fieberbläschen oder Erkältungen rasch einzugreifen. Ich meide dann alles, was mein Immunsystem schwächt (z.B. Spuren von Milcheiweiß in der Nahrung). Auch *Glyphosat*, das etwa über Getreide in den Körper kommt und die Darmbakterien schädigt, meide ich nach Möglichkeit, seit ich von diesem Gift (das in Bodenlebewesen Zinkmangel verursacht!) gelesen habe.

16. Zinkmangel im Vergleich mit anderen Mangelerscheinungen

Der Vollständigkeit halber möchte ich noch darauf hinweisen, dass sich die verschiedenen Nährstoffmangelbilder überschneiden und so eine gewisse Verwechslungsgefahr besteht. Es sind mir mehrfach Fälle begegnet, in denen ein Eisenmangel gemessen wurde, dessen Ausgleich aber einen großen Teil der Beschwerden nicht besserte. Auf den naheliegenden Gedanken, dass zusätzlich Zinkmangel vorliegen könnte, wurde jedoch nicht hingewiesen.

Da sich Eisen und Zink in ähnlichen Lebensmitteln finden, ist bei einem durch einseitige Ernährung ausgelösten Eisenmangel also immer auch an Zinkmangel zu denken – bei insgesamt schlechter Ernährungslage oder extrem nährstoffarmer Nahrung zumindest auch an Jod, Magnesium und Lithium (sowie an die B-Vitamine und Vitamin C).

Die folgende Tabelle kann dabei helfen, anhand typischer Beschwerden den Mangelverdacht zu konkretisieren. Die dunklen Punkte stehen für „wahrscheinlich“, die hellen für „weniger wahrscheinlich).

	Zinkmangel	Eisenmangel	Jodmangel	Lithium-mangel	Magnesium-mangel
depressive Verstimmg.	●	○	●	●	●
Schwäche, Kraftmangel	●	●	●	○	○
schwaches Immunsystem	●	○	○	●	●
aggressives Verhalten	●	○	○	●	○
suizidale Tendenzen	●	○	○	●	○

Häufige Mangelsymptome in der Zusammenschau

Zinkmangel-Symptome können also auch durch einen Mangel an anderen Nährstoffen, und selbstverständlich auch durch viele andere Ursachen bedingt auftreten. Dies lässt sich jedoch eher durch Versuch und Irrtum – also z.B. durch den beschriebenen Zinkmangelrisiko-Test und eine Zinkkur – als mit aufwändiger, teurer Labordiagnostik herausfinden. Zumal sich zumindest Eisen-, Jod-, Magnesium- und Lithiummangel leicht vom Arzt feststellen und so ausschließen bzw. beheben lassen, ebenso ein Mangel an den B-Vitaminen.

Gerade das Zink ist in vielen Funktionen auf die Mitwirkung anderer Nährstoffe (Vitamin B6, Vitamin C, Vitamin A, Mangan) angewiesen, um seine Wirkung optimal zu entfalten.

Es ist inzwischen klar, dass wir regelmäßig eine Vielzahl von Nahrungsmitteln benötigen, um die lebensnotwendigen Mineralstoffe und Vitamine (also nicht nur das Zink) in ausreichender Menge zu uns zu nehmen. Bei einseitiger Ernährung und vielen Nahrungsmitteltabus steigt das Risiko, einzelne Stoffe oder Stoffgruppen außen vor zu lassen. Deshalb ist es sinnvoll, sich auch mit den anderen lebenswichtigen Nährstoffen zu befassen – was mir bald bewusst wurde, nachdem ich begonnen hatte, mich mit Zink zu beschäftigen.

Ich empfehle hierzu gerne meine E-Books "20 Mineralstoffe und Vitamine" oder "Heißhunger is(s)t gesund" bzw. – falls Sie sich schon vegan ernähren – "Gesund als Veganer" (alle sind als Kindle-E-Books bei Amazon preiswert erhältlich und können mit einer kleinen App, die es gratis im Internet als Download gibt, auch auf anderen Geräten als dem Kindle-Reader gelesen werden).

17. Fragen und Antworten zum Thema

Kann ich mich mit Zink vergiften, wenn ich es längerfristig zuführe?
Manchmal höre oder lese ich, Zink gehöre zu den „Schwermetallen" (also in die gleiche Gruppe wie Blei, Cadmium oder Quecksilber). Das mag aus Sicht des Chemikers stimmen, aus biochemischem Blickwinkel sollte Zink jedoch zu den lebenswichtigen Elementen (also zu Magnesium, Calcium, Eisen, Mangan und anderen) gerechnet werden. Und natürlich gilt für alles, was wir zu uns nehmen, die Paracelsus-Regel: *Die Dosis macht das Gift.*

Bei manchen medizinischen Behandlungen wird, obwohl die Empfehlung für die Tagesmenge nur bei 10-15 mg (je nach Land) liegt, bis zu 200 mg Zink täglich verabreicht; 100 g Austern enthalten ca. 150 mg Zink und werden regelmäßig gegessen, auch wenn das den Austern selbst vermutlich eher nicht gefällt. Berichte von schweren Nebenwirkungen beginnen bei 275-550 mg Zinkaufnahme täglich, so dass bei vernünftigen Mengen (vgl. S. 33) keine Gefahr von Zinkvergiftungen besteht.

Kann aggressives Verhalten die Folge von Zinkmangel sein?
Es gibt ernst zu nehmende Beobachtungen aus der Jugendsozialarbeit, dass verhaltensauffällige Jugendliche durch die Einnahme eines Zinkpräparats wieder weitgehend „normal" wurden. Die Bereitschaft zur Zinkaufnahme wurde durch den Hinweis bewirkt, dass Zink gegen die Akne-Pickel helfen würde (was sehr häufig tatsächlich so ist). Nehmen Jugendliche regelmäßig Stoffe zu sich, die zu einer verstärkten Zinkausscheidung führen (Alkohol, Marihuana, an-

dere Drogen), kann sich ein Zinkmangel in kurzer Zeit einstellen. Ebenso benötigen die Augen reichlich Zink, wenn viel Zeit am Bildschirm verbracht wird.

Auch eine Studie in einem britischen Gefängnis, bei dem einem Teil der Insassen eine Multimineral- und Vitaminmischung zur Nahrung gegeben wurde, zeigte einen klaren Rückgang der Gewaltbereitschaft in der Nährstoffgruppe. Aus evolutionärer Sicht könnte ein gewisses Aggressionspotential bei Zinkmangel insofern sinnvoll gewesen sein, dass für die Jagd auf Tiere die natürliche Hemmschwelle, andere Lebewesen zu töten, überwunden werden muss; durch den Jagderfolg stand wieder zinkreiche Nahrung zur Verfügung und die Aggressionslevel der Jäger gingen zurück. Werden hingegen Menschen über längere Zeit zinkarm ernährt, sinkt die Hemmschwelle zur Gewalt und wenn dann keine Jagdmöglichkeiten mehr bestehen, entlädt sie sich in anderer Form.

Mich würde es so auch nicht wundern, wenn in Gebieten mit schlechter Ernährungslage und gleichzeitig hohem Gewaltpotential (z.B. im Gazastreifen oder in den Slums von Megacitys) auch besonders niedrige Zinkspiegel gemessen würden.

Welche Mangelrisiken bestehen noch bei fleischarmer, vegetarischer oder veganer Ernährung?
Außer Zink sollte besonders auf Jod, Eisen, Vitamin B12 und Vitamin B6 geachtet werden, außerdem im Winter auf Vitamin D.

Gibt es Zusammenhänge zwischen Zinkmangel und Suizidneigung?
Offensichtlich denken viele Menschen, die unter schwerem Zinkmangel leiden, an Selbsttötung, um ihrem Leiden ein Ende zu bereiten. Daraus lässt sich

ableiten, dass bei solchen Gedanken und Tendenzen stets auch an das Thema Zink gedacht werden sollte. Eine vorbeugende Erhöhung der Zinkzufuhr ist so gesehen zu befürworten, auch wenn dadurch eventuell beschwerliche Lebensumstände natürlich nicht gebessert werden. Trotzdem ist in der Regel ein gut mit Zink versorgtes Hirn eher dazu in der Lage, Probleme zu lösen, als ein durch Zinkmangel stark beeinträchtigtes.

Lässt sich Zinkmangel im Blut nachweisen?
Im Blutserum befinden sich weniger als 1% des Körperzinks. Da unser Organismus offensichtlich versucht, die Menge im Blut hoch zu halten, zeigen sich dort erst bei stärkerem Zinkmangel eindeutige Hinweise. Die üblichen Blutbilder enthalten meist keinen Zinkwert.

Kann man bei längerer Einnahme von Zinkpräparaten von ihnen abhängig werden?
Zur Erinnerung: Zink ist ein natürliches Element und Bestandteil vieler Lebensmittel. Auch Muttermilch enthält reichlich Zink, so dass wir quasi von Geburt an an Zink gewöhnt und in gewisser Weise davon abhängig sind. Im Laufe der Evolution und mit zunehmendem Fleischkonsum hat sich die Menge an zugeführtem Zink vermutlich erhöht, was neben dem zusätzlichen Eiweiß zu den immer größeren Gehirnen der verschiedenen Hominiden-Arten beigetragen haben mag.

Eine Zinksucht (mit einem immer höheren Bedarf) konnte ich bisher nicht beobachten, allerdings kenne ich Berichte, dass sich Menschen in kognitiv stark beanspruchenden Berufen wesentlich besser fühlen, wenn sie ausreichend Zink (über Nahrung oder Präparate) zuführen und "Zinkräuber" meiden.

Kann ich Zink auch über homöopathische Präparate oder Schüssler-Salze zuführen?
Auf keinen Fall, da diese Präparate gar keine oder nur minimalste Spuren an Zink enthalten; ein Glas Wasser enthält mehr Zink als ein solches Präparat ("zincum chloratum" oder "zincum metallicum"). Falls also Wirkungen auftreten, können diese sicher nicht von den enthaltenen Zinkspuren herrühren.

Wie kann ich jemandem Zink geben, der es nicht selbst einnehmen kann?
Die Verabreichung von kleinen Mengen Zink ohne Wissen des Betreffenden scheint mir dann vertretbar, wenn dieser selbst nicht abschätzen kann, dass Zink eine Beschwerde deutlich und schnell bessern kann – etwa bei Kleinkindern, Demenzkranken oder psychisch schwer Angeschlagenen, die zu keinem klaren Gedanken mehr fähig sind. Da nichts dagegen spricht, diesen Menschen täglich 1-2 Austern zu essen zu geben, spricht auch nichts gegen 15-25 mg Zink aus anderen Quellen (etwa über Zinkbrausetabletten, aufgelöst in etwas Wasser und mit Fruchtsaft oder in einer Suppe verabreicht).

Kann durch die Umstellung von gestillten Säuglingen von Muttermilch auf Kuhmilch ein Zinkmangel entstehen?
Der Chefarzt der Frauenklinik Bayreuth, Prof. Dr. H. Weidinger, schrieb 1991 (in Kruse-Jarres: Zink) sehr deutlich die Antwort: „*Durch klinische Beobachtungen konnte auch gezeigt werden, dass die Akrodermatitis enteropathica (eine typische Zinkmangelerkrankung, Anmerkung des Autors) sich bei Kindern entwickelt, nachdem abgestillt war. Durch erneute Umstellung auf Muttermilch konnten diese Erscheinungen zum Rückgang gebracht werden. Es wurde nachgewiesen, dass der Zinkplasmaspiegel von gestillten Kindern deutlich höher*

liegt als der Plasmaspiegel bei Kindern, die mit Präparaten auf Kuhmilchbasis gefüttert wurden."
Obwohl nämlich Kuhmilch (je nachdem, wie die häufig nicht artgerecht gehaltenen Tiere ernährt wurden) mehr Zink enthält als Muttermilch, so Prof. Weidinger, ist es aus letzterer besser verfügbar. Dies könnte auch die Beobachtung erklären, dass gestillte Kinder durchschnittlich intelligenter sind (was natürlich nur dann auf die bessere Zinkversorgung zurückzuführen wäre, wenn sich die stillende Mutter auch zinkreich ernährt hat).

Bekommt man nicht genügend Zink durch eine ausgewogene Ernährung?
Auch hier hat der Zinkexperte Prof. Weidinger eine klare Antwort: *„Die lange gültige Meinung, dass ein Zinkmangel in der menschlichen Ernährung bei der weiten Verbreitung dieses Spurenelements nicht zu erwarten ist, muss heute revidiert werden."*

Zum Schluss
Sicher können in einem so schmalen Buch nicht alle Fragen rund um das Thema bis ins Detail geklärt werden. Das war auch nicht meine Absicht. Mir ging es darum, Ihnen diejenigen Informationen, Daten und Fakten zu liefern, mit denen Sie in praktischer Hinsicht entscheiden können, ob und wie Zink und Zinkmangel für Sie von Bedeutung sind – und natürlich, wie Sie mit Hilfe einer Zinkkur herausfinden, ob es einen erwünschten Unterschied bewirkt, wenn Sie Ihrem Körper mehr Zink zur Verfügung stellen.

Falls Sie noch Fragen zum Thema, Kommentare und Verbesserungsvorschläge zum Buch haben oder dem Autor über Ihre Beobachtungen berichten möchten, schreiben Sie bitte an wewinkler@t-online.de

18. Literatur

Anke, Manfred et al.: - Mengen-, Spuren- und Ultraspurenelemente in der Nahrungskette, Nova Acta Leopoldina NF 79, Nr. 309, 157-190
- Macro and Trace Elements, 21. Workshop 2002, Verlag H. Schubert (2002)
- Mengen- und Spurenelemente: 19. Arbeitstagung der Universitäten Jena und Leipzig, Verlag H. Schubert (1999)
- Die nutritive Bedeutung des Zinks, Vitaminspur 11, 125-135

Bamberger, Günter G.: Lösungsorientierte Beratung, Beltz / Psychologische Verlags Union (1999)

Bruker, M.O.: Allergien müssen nicht sein, emu-Verlag (1989)

Burgerstein: Burgersteins Handbuch Nährstoffe, Haug (2000)

Corrigan, F. M. et al.: Reduction of zinc and selenium in brain in Alzheimer's disease, Trace Elements in Medicine, Vol. 8, No. 1 (91), 1-5 (1991)

Der kleine Souci-Fachmann-Kraut: Lebensmitteltabelle für die Praxis, Wissenschaftliche Verlagsgesellschaft Stuttgart (1991)

de Shazer, Steve: Wege der erfolgreichen Kurztherapie, Klett (1989)

Ellenberger, Henry F.: Die Entdeckung des Unbewussten, Huber / Diogenes (1973 / 1996)

Fabris, N. and Mocchegiani, E.: Human pathologies associated with zinc deficiency and efficiacy of zinc suppplementation, in Aging Clin. Esp. Res. Vol. 7, No. 2 (1984)

Gaschler, Ernst Ewald Roland: Zinkmangeldermatosen in der Klinik - Dissertationsarbeit an der Med. Fakultät der Eberhard-Karls-Universität Tübingen (1993)

Golub, Mari S. et al.: Developmental Zinc Deficiency and Behavior, American Institute of Nutrition 0022-3166 / 95 (1995)

Graham/Odent: Zinkmangel, Hippokrates (1986)

Grimm/Zittlau: Vitaminschock, Droemer (2002)

Henrichs, Dieter: Handbuch Nähr- und Vitalstoffe, Constantia (1998)

Holtmeier/Kruse-Jarres (Hrsg.): Zink - Biochemie, Physiologie, Pathophysiologie und Klinik des Zinkstoffwechsels des Menschen, Wissenschaftliche Verlagsgesellschaft, Stuttgart (1991)

Jopp, Andreas: Risikofaktor Vitaminmangel, Haug (2002)

Kruse-Jarres, J. D.: Bedeutung von Zink für das Immunsystem im Alter, Acta medica empirica, Band 44, Heft 10/1995

Meyer, Ernst-Albert: Mineralstoff- und Vitaminpräparate, Gräfe und Unzer (2001)

Paturi, Felix R.: Harenberg Schlüsseldaten Entdeckungen und Erfindungen, Harenberg (1998)

Pfeiffer, Carl C.: Nährstoff-Therapie bei psychischen Störungen, Haug (1970/1986)

Pschyrembel: Klinisches Wörterbuch, de Gruyter (1994)

Rimbach, G. et al.: Zink – Update eines essentiellen Spurenelements, Zeitschrift für Ernährungswissenschaft, Bd. 35, H. 2 (1996)

Röhrig, B. et al.: Zinc intake of German adults with mixed and vegetarian diets; in: Trace Elements and Electrolytes, Vol. 15, No. 2 (81-86), (1998)

Scholz, Heinz: Mineralstoffe + Spurenelemente, Trias (1996)

Souci-Fachmann-Kraut: Die Zusammensetzung der Lebensmittel, Wissenschaftliche Verlagsgesellschaft Stuttgart (2000)

Strunz, Ulrich: Forever young, Gräfe und Unzer (2000)

Ursell, Amanda: Vitamine & Mineralstoffe, Dorling Kindersley (2001)

Volkmann, Peter-Hansen: Orthomolekulare Therapie, VBN (1999)

Wagner, Hans: Natürlich heilen mit Zink, Südwest (1999)

Watzlawick, Weakland, Fisch: Lösungen, Huber (1974)

Zinkamin-Falk (Hrsg): Physiologie und Pathophysiologie des Zinkstoffwechsels; Klinik und Therapie von Zinkmangel, Dr. Falk Pharma GmbH Freiburg (1997)

Alle Bücher des Autors finden Sie auf
www.wernerwinkler.de/buecher.htm

19. Danksagungen

Für die in den letzten Jahren gewonnenen Erkenntnisse und praktischen Erfahrungen bin ich sehr dankbar – besonders jenen, die mich bei meinen Studien (speziell zu Beginn) ermutigt und unterstützt haben:

Prof. Dr. Dr. Manfred Anke, Friedrich-Schiller-Universität, Jena
Dipl.-Psych. Günter G. Bamberger, Tübingen
HP Ute Bielenski, Paracelsus Schule Stuttgart
Karin Böbel, PTA, Bahnhof-Apotheke Fellbach
Steve de Shazer und Insoo Kim Berg, Milwaukee, USA
Deutsche Gesellschaft für Ernährung, Frankfurt/M.
Prof. Dr. Wilhelm Fresenius, Taunusstein
Dr. Dietmar Friedmann, Obersulm
Prof. Dr. Dr. Ines Golly, Hermes Arzneimittel GmbH, München
Dr. C.-P. Haller, Köhler Pharma GmbH, Alsbach
Prof. Dr. M. Hautzinger, Universität Tübingen
Gustav Herrmann, Paracelsus Schule Stuttgart
H. D. Hirt, Rathaus-Apotheke, Fellbach-Schmiden
Prof. Dr. Hans-Jürgen Holtmeier, Gerlingen
Ulrich Joisten, Biosyn Arzneimittel GmbH, Fellbach
Ingrid Anna Kleihues, Literaturagentur, Stuttgart
HP Michael Martin, Taunusstein
Prof. Dr. H.-J. Möller, Klinikum Innenstadt München
Dr. Harald Nanz, Wiesloch
Dipl. oec. troph. Maria Pfingsten
Dr. Astrid Potz, Bundesministerium für Gesundheit, Bonn
Dr. Hermann Scheer, Bundestagsabgeordneter Kreis Waiblingen
Dipl.-Psych. Lothar Schiewner, Speyer
Prof. Dr. Wulf Seeling, Universitätsklinik Ulm
Dr. Spiess, Spiess'sche Apotheke Weinstadt
Stiftung zur Förderung der orthomolekularen Medizin, Rapperswil
Dr. H.-D. Tauschel, Dr. Falk Pharma GmbH, Freiburg
Dr. Monika Theurer geb. Schwarz, Balingen
Dr. Werner Weishaupt, Salzgitter
Dr. Michael Winter, Bundesministerium für Ernährung, Bonn

Meiner Frau Petra danke ich für die jahrelange Unterstützung meiner Arbeit und ihre wertvollen Tipps zum vorliegenden Buch sowie Shaker Media für die Gelegenheit, es zu veröffentlichen.

20. Stichwort- und Namensverzeichnis